胸部微创手术

——复杂胸腔镜手术视频图谱

主　编　蒋　雷　朱余明

副主编　瞿冀琛　张云嵩　周海波　杨晨路　陈志刚

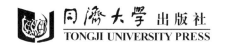

同济大学出版社
TONGJI UNIVERSITY PRESS

图书在版编目(CIP)数据

胸部微创手术：复杂胸腔镜手术视频图谱 / 蒋雷，朱余明主编. —上海：同济大学出版社，2020.8

ISBN 978-7-5608-9217-7

Ⅰ.①胸…　Ⅱ.①蒋…②朱…　Ⅲ.①胸腔镜检—胸腔外科手术—图谱　Ⅳ.①R655-64

中国版本图书馆 CIP 数据核字(2020)第 150687 号

胸部微创手术——复杂胸腔镜手术视频图谱

主编 蒋　雷　朱余明　**副主编** 瞿冀琛　张云嵩　周海波　杨晨路　陈志刚

责任编辑 华春荣　**助理编辑** 朱涧超　**责任校对** 谢卫奋　**封面设计** 陈益平

出版发行　同济大学出版社　　　www.tongjipress.com.cn
　　　　　　(地址：上海市四平路 1239 号　邮编：200092　电话：021-65985622)

经　　销　全国各地新华书店

排　　版　南京文脉图文设计制作有限公司

印　　刷　浙江广育爱多印务有限公司

开　　本　787 mm×1092 mm　1/16

印　　张　10.25

字　　数　256 000

版　　次　2020 年 8 月第 1 版　　2020 年 8 月第 1 次印刷

书　　号　ISBN 978-7-5608-9217-7

定　　价　280.00 元

编　委　会

主　编

蒋　雷　朱余明

副主编

瞿冀琛　张云嵩　周海波　杨晨路　陈志刚

编　委

（按姓氏汉语拼音排序）

蔡迎久　天津中医药大学附属武清中医院
陈　健　同济大学附属上海市肺科医院
陈田子　天津中医药大学附属武清中医院
范海洋　中山大学附属第七医院
郭清奎　上海交通大学医学院附属同仁医院
黄　鑫　成都市第三人民医院
姜思明　同济大学附属上海市肺科医院
姜远瞩　山东省立医院
李基伟　郑州大学人民医院
谭晓伟　九〇三医院
周　方　天津市胸科医院

自 15 世纪欧洲文艺复兴时期以来,解剖学快速发展,推动了实验科学的兴起和近代医学的繁荣;20 世纪初期,血型的发现、麻醉技术的进步和抗生素的广泛应用,促进了现代外科医学的成熟;今天,还是由于科技创新的推动,以治疗手段多样化和微创化为特征的现代外科学继续在人类医学发展的漫漫征途上开疆拓土。

胸腔镜外科手术(电视辅助胸腔镜手术)是使用现代电视摄像技术和高科技手术器械装备,在胸壁套管或微小切口下完成胸内复杂手术的微创胸外科新技术,它改变了一些胸外科疾病的治疗概念,被认为是 20 世纪末胸外科手术的最重大进展,是未来胸外科发展的方向。因此,胸腔镜手术被称为 20 世纪胸外科界的重大突破之一。1992 年,Roviaro 等首次报道了电视胸腔镜肺叶切除术用于肺癌的外科治疗,被誉为肺癌外科治疗的革命性进步和里程碑。随着微创快速康复理念的日渐深入,越来越多的学者开始尝试单孔胸腔镜手术(VATS):单孔胸腔镜手术最早应用于非复杂胸膜相关疾病的诊断与治疗。2004 年,Rocco 等首次报道了单孔胸腔镜楔形切除用于肺组织活检及自发性气胸治疗。2011 年,Gonzalez 等首次报道了单孔胸腔镜下肺叶切除和系统性淋巴结清扫术。

对单孔胸腔镜手术治疗肺癌的适应证目前尚无明确界定,Ⅰ、Ⅱ期及部分Ⅲ期肺癌患者可行单孔胸腔镜手术,术式也由最初作为诊断方法的淋巴结活检发展为复杂度更高和难度更大的切除方式,如肺段切除、肺叶切除、全肺切除、袖式切除及隆突成形等。

上海市肺科医院创建于 1933 年,拥有一支包括"长江学者""青年长江""国家杰青""中组部青年""国自然优青""上海医学领军人才"在内的优秀人才队伍,是一家集医疗、教学与科研功能为一体的现代化三级甲等专科教学医院。其中,胸外科在《2017 年度中国医院专科声誉和综合排行榜》中位列第三,在《2017 年度中国医院科技影响力排行(胸外科学)》中排名全国第二,上海第一。2017 年完成胸外科手术 13 341 例,平均住院日 4.81 天。蒋雷主任是上海肺科医院优秀的肺外科专家,在胸腔镜手术领域造诣颇深。他认为,医生不能只是"匠人",而应该是"医家",想要成"家",就需要不断创新、不断进步。

在手术精益求精的同时,蒋雷主任仍积极研究探索新的手术方式,开创了剑突下单孔胸腔镜手术等先进的手术方式。

为了帮助年轻的胸外科医师在尽可能短的时间内正确掌握规范的手术操作技巧,包括解剖要点、手术体位、切口位置、手术步骤等,蒋雷主任团队精心编撰了本书(含手术视频)。本书中报告的,既有单孔胸腔镜常规肺叶手术,也有例如肺段、袖式、隆突成形手术等近年才开展的新术式。每个术式都涵盖了术中操作要点和注意事项。这些无不凝聚了每位编者丰富的学识、经验、体会,甚至教训。因此可以说这部书代表了当今中国单孔胸腔镜手术技术的最高水准。全书言简意赅、通俗易懂、重点突出、插图精美,可满足不同层次胸外科医师的临床工作需要。

我要感谢蒋雷主任团队,为了帮助中国青年肺外科医生成长,他们在完成日常非常繁忙的临床医疗工作后,利用业余时间高质量地完成了本手术视频图谱的编著工作。

相信本书将成为我国单孔胸腔镜手术应用领域最具使用价值的专业工具书,也坚信在蒋雷主任团队和全国同行的共同努力下,单孔胸腔镜手术技术的推广和应用将在我国各地区快速开展,提升基层医疗水平和临床实战能力,为患者谋福利,为健康中国助力。本书的出版不是一个终点,而是一个新的起点。

2018 年 11 月 15 日

前言 PREFACE

最近 20 年,胸外科最引人瞩目的变化趋势当数开放手术向胸腔镜手术的转变,从早期探讨要不要做腔镜到如何做好腔镜,再到对切口和手术方式趋于极致的追求,我们不禁会去思考胸腔镜手术的未来发展方向。

目前,我国胸外科的治疗对象逐渐趋于以肺癌为主,新技术新概念不断在我国胸外科领域涌现,胸外科诊断正在逐步向"精准化"发展,胸外科检测手段的提高带来胸外科诊疗理念的变化。在开放手术的时代,胸外科手术强调根治切除、扩大切除、清扫切除等原则,现今则同时强调微创性、功能保护、提高术后生存质量等。一方面,随着肺癌早期诊断患者的增加,胸外科治疗逐渐趋向于精准化和微创化。对于肺癌早期诊断的患者,要保证在最大限度切除肿瘤的同时,最大限度保护肺组织。另一方面,这一趋势带来的正反馈也推动了"根治切除"类的"大手术"的腔镜化、微创化,以单孔胸腔镜袖式甚至双袖式等为代表的手术,以极致的切口和极致的切除范围的结合,奏响了复杂胸腔镜手术的最强音。

本书作为系列书籍的开篇之作,专注单孔胸腔镜手术,内容分为六章,从单孔胸腔镜的发展历程入手,以主刀操作技巧和扶镜手配合技巧迅速使读者进入角色后,提供全面的袖式切除、全肺切除和复杂肺段切除的病例详解,每个病例都提供图文解析和配音解说的手术视频,力求详实。

与时俱进的诊疗理念和过硬的手术技术,是胜任复杂胸腔镜手术的不二法门。本书的编写团队在不懈探索复杂胸腔镜技术的过程中,一直在思考如何让新技术的推广接地气、高效率,我们认为这本书做到了这一点。本书的策划秉持了团队在术式发展上的创新理念,依托同济大学出版社的媒体平台,我们将为胸外科同道们带来一本不同于我们以往印象中的手术图谱,希望能够助力胸腔镜手术造福更多患者。

编　者

2020 年 5 月

目 录
CONTENTS

第一章

单孔胸腔镜技术概述

随着电视胸腔镜手术技术(Video-Assisted Thoracoscopic Surgery,VATS)的发展和进步及手术器械的多样化,单孔胸腔镜手术应运而生。单孔胸腔镜手术包括三个方面的特点:一是单个切口,一般3~5 cm;二是全胸腔镜下完成手术操作;三是操作孔用皮肤保护装置软性撑开,而非使用肋骨撑开器。单孔胸腔镜手术切口设计的原则遵循了传统胸腔镜手术切口的原则,将主操作孔下移1~2个肋间(常选用第5、6肋间)并位于腋前线和腋中线之间,最好不要距离操作部位太近,同时取消腋后线的副操作孔和胸腔镜观察孔。

2003年,意大利学者Migliore等首次报道了单孔胸腔镜技术应用于非复杂胸膜相关性疾病(如胸腔积液、脓胸、肺结节)的诊断和治疗,并预言单孔胸腔镜技术将成为胸部疾病诊断和治疗的安全、可靠的方法。随后,Rocco报道了600余例经单孔胸腔镜肺楔形切除、活检。Gonzalez教授团队在全球范围内开展了一系列单孔胸腔镜手术,涉及肺外科、气管外科、纵隔外科等领域,从肺段切除、肺叶切除、全肺切除到气管肿瘤切除、纵隔肿瘤切除,均做了大量的工作,并证实了单孔胸腔镜技术的安全性和有效性。随着单孔胸腔镜技术的成熟和推广,目前国内外已有许多的文献证实,不仅其治疗效果可与多孔胸腔镜技术相媲美,而且术后切口疼痛、胸壁感觉异常的程度也更轻。2014年8月,Gonzalez教授团队又率先开展经剑突下单孔胸腔镜肺叶切除术。国内赵德平、蒋雷团队也开展了剑突下单孔胸腔镜肺叶切除术、双侧肺切除术、纵隔肿瘤切除术等术式,进一步降低了患者术后伤口疼痛程度,且仅仅通过一个切口完成双侧的胸腔手术。单孔胸腔镜手术已经演变为非常微创的手术方式,近年来,临床开始探索免气管插管和全身麻醉下的单孔胸腔镜治疗。由于避免了气管插管、机械通气和肌松药的使用,使麻醉的副作用和风险大大降低,可以为一些肺功能欠佳及高龄患者创造手术机会。相信未来微创手术的发展方向一定是不插管麻醉技术与单孔胸腔镜技术的完美结合。

随着单孔胸腔镜技术及设备的不断改进和完善,其手术适应证在不断扩大,下面将单孔胸腔镜在常见胸部疾病治疗中的应用分别做如下阐述:

1. 单孔胸腔镜手术治疗气胸:单孔胸腔镜首先用于治疗气胸,由于其治疗效果与传统胸腔镜手术相当,且在患者术后生活质量方面优势明显,因此得到了广泛应用。Jutley和Salati的研究结果提示,接受单孔胸腔镜手术治疗的患者,术后胸壁疼痛、感觉异常的发生率均低于传统胸腔镜手术组,且住院时间和费用明显降低。

2. 单孔胸腔镜手术用于治疗手汗症:手汗症手术操作简单,仅需切断相应的交感神经链,尤其适用于单孔胸腔镜手术。Chen等研究结果显示,单孔胸腔镜手术能显著缩短手术时间、减轻术后疼痛程度。

3. 单孔胸腔镜手术用于治疗胸外伤:Jutley等报道用单孔胸腔镜手术技术从一例患者胸部取出子弹,并探查了肺和胸壁的情况,因此该技术也是用于胸外伤诊断和治疗的一种安全、有效的手段。

4. 单孔胸腔镜治疗纵隔肿瘤:Wu 等于 2015 年率先报道了单孔胸腔镜切除纵隔肿瘤。近年来,经剑突下单孔胸腔镜胸腺切除亦取得了满意的效果,该术式能清晰地暴露手术视野,达到完整切除全胸腺、前纵隔脂肪和心包脂肪的目的,对于重症肌无力的治疗效果与常规手术相同,但出血更少,住院时间更短,患者的满意度更高(但对于>5 cm 的肿瘤、包膜不完整或与周围组织浸润生长的病例,不建议行单孔胸腔镜手术)。

5. 单孔胸腔镜手术治疗肺癌:Gonzalez 等于 2014 年率先报道了单孔胸腔镜下左肺下叶切除术和淋巴结清扫,手术时间和出血量较传统胸腔镜手术并未增加。此后,大量的研究报道证实,单孔胸腔镜肺叶切除术和淋巴结清扫术是安全可行的,且术后疼痛轻、恢复快。目前,许多医疗中心已将单孔胸腔镜用于肺段切除术、全肺切除术及袖式切除术。

6. 单孔胸腔镜用于纵隔和肺结节的诊断:单孔胸腔镜手术对肺功能影响小、术后疼痛程度轻,已越来越广泛地应用于纵隔及肺结节活检,其取活检标本质量满意,尤其适用于合并基础疾病较多、心肺功能差而无法耐受过大手术打击的患者,值得推广应用。

此外,亦有文献报道单孔胸腔镜用于心包开窗引流、食管平滑肌瘤摘除、脓胸清创术等。

目前,单孔胸腔镜手术被广泛应用于气胸的治疗、纵隔及肺结节的诊断、肺癌肺叶切除以及手汗症、胸外伤等各种疾病,是微创胸外科新的发展方向。单孔胸腔镜技术的应用可缩短患者住院时间,减少住院费用,减少术后疼痛和胸壁感觉异常的发生率并有一定的美容效果,需要注意的是,单孔胸腔镜手术技术难度大、风险高、学习曲线长,不容易学习和掌握,但随着手术技术的进步和手术器械的改进,相信会有越来越多的患者受益于单孔胸腔镜手术。

第二章

复杂肋间单孔胸腔镜手术操作技巧

单孔胸腔镜双袖式肺叶切除术的顺利开展,不光需要外科医生娴熟的腔镜手术技术,还离不开创新性肺动脉阻断法"止血带法"和血管支气管连续吻合法。可以说,这些技术的诞生为单孔胸腔镜下完成各类复杂手术提供了技术保障,包括气管、支气管、隆突重建术,肺动脉重建术,使手术简化,操作更加安全,术后并发症明显减少。

相比以往的血管阻断钳,止血带法可以把整个阻断器放入胸腔,不会与其他手术器械相互冲突,从而避免了对手术操作的影响,这非常符合单孔胸腔镜手术的要求:尽量减少经过单孔的器械,以避免器械之间的干扰。为了保证吻合时近端血管有足够长度,放置肺动脉近端的血管阻断器应当位于动脉韧带近端,有时动脉粗大,肺动脉压力高,可以放置两个阻断器,彻底阻断血流,防止随着心脏搏动致阻断器向远端滑脱。

支气管的吻合均采用 3-0 prolene 线连续缝合,其优点在于:只用一根缝线吻合,可以最大程度减少缝线之间的缠绕,节省缝合时间;在缝针时支气管的远近端需要保持适当距离,便于进针和拔针,由于 prolene 线表面光滑并且两头都有缝针,在完成五六针后很容易将线收紧。另外,在缝合过程中,需要交替使用两个缝针来克服单孔下缝合角度差、进针困难的难题;同时,在进针时保持针尖与支气管壁呈垂直位,为此需要通过改变持针器夹持角度,巧妙地旋转缝针以获得满意的进针角度,称之为"转针法"。支气管连续吻合的另一大优点是,吻合牢靠,吻合口的张力可以通过一根缝线均匀地分配给每一个针眼,从而大大降低了组织撕裂和吻合口漏的危险。吻合时,并不要求支气管膜部对膜部,软骨部对软骨部,这与支气管吻合口狭窄和吻合口漏没有关联。

血管吻合仍然采用 5-0 prolene 线连续缝合,但是较之支气管吻合,血管吻合时间更长,前者一般在 20～30 分钟,而血管吻合往往需要 50～60 分钟。这主要因为,血管柔软而且皱缩在一起,并且随着心跳和呼吸而运动,缝合时需要非常轻柔,防止割裂血管壁,准确把握边距和针距,做到疏密有致,两端管壁平顺贴合,防止渗血。缝线两端会合时,首先开放远端阻断器,一是排除血管内的空气,二是检查有无出血,检查满意后再打结,最后开放近端阻断器。此时若遇到少数吻合口出血,多数原因是两端管壁对合不好而留有空隙,对于小的出血可以直接间断缝合 1～2 针修补漏口,控制出血,但是如果出血量大,则应当重新阻断近端血管后再处理破口。在吻合时并不注重内膜对内膜的缝合来避免血栓形成,而是强调术后抗凝 3 个月。

通过对患者临床资料的分析,可以看出单孔胸腔镜手术达到了开胸手术的治疗效果,按照肿瘤学治疗原则彻底切除了肺癌病灶,进行了系统的淋巴结清扫,又最大程度降低了手术创伤和术后并发症,体现了微创手术原则。所以单孔胸腔镜双袖式肺叶切除术已经逐步成为一项安全可靠的手术方式,它不光扩大了单孔胸腔镜的手术指征,而且为一些局部晚期的肺癌患者实现肿瘤根治性切除和术后快速康复提供了技术保障。

第三章

单孔胸腔镜扶镜手配合技巧进阶

单孔胸腔镜手术作为目前胸部微创手术的最佳术式,通过胸外科手术医师不断钻研和助手的熟练配合,已经成为上海市肺科医院微创手术的主流术式。尤其是一些复杂手术例如各部位的气管袖式吻合或气管血管双袖式切除术,已经率先在上海市肺科医院开展并取得了良好的效果,获得许多来访的胸外科医师的赞叹。目前学界内各种助手的扶镜方法也是屡有报道,在这里我们特地单独辟出一个章节,和大家探讨我们的助手是如何完成这些高难度手术的,以期更进一步提高手术技巧。

一、工欲善其事必先利其器

历来要做大事,必须先做好充分的准备。这里说的充分准备,不仅包括各种硬件设备,也包括各种处理小事件的方法。对于刚开始开展单孔胸腔镜的团队而言,阻力往往来自于手术进行过程中的各种"小插曲",这些"小插曲"既影响术者心态,也使得手术氛围变得尴尬。

1. 硬件方面:目前各大医疗机构均已普及高清 30° 的胸腔镜系统,以 Olympus 及 Storz 为主流,国产胸腔镜系统也逐渐开始崭露头角,并且有着不错的成像效果。编者更加偏爱 Olympus 的一体镜,这款系统避免了垂直光源线接入而导致的对术者操作的影响,使得手术更加流畅,并且利于助手的单手扶镜;Storz 虽然成像更为精细清晰,但是因为手术中需要外套无菌塑袋而显得较为累赘。当然,这些较为细微的差别,对于成熟的团队,是完全可以克服的。

2. 如何避免镜头模糊:相信大部分助手都会遇到此类问题,处理不当则雾气反复产生,其主要是胸腔内外的温差所致,尤其是单孔手术,在切口处为冷热空气交汇之处,如果室温过低,镜头的进出就更容易形成雾气,所以我们建议手术室室温控制在 25 ℃ 左右,而使用有自动加热功能的镜头则可以大大避免此类情况发生。

对付难缠的雾气我们也有其他较为简单有效的方式。其一,进入胸腔后如果没有粘连,可以将镜头在肺表面停留十几秒减少镜头和胸腔内的温差;其二,可以用少量乙醇或是碘伏纱布擦拭镜头,使其挥发带走镜头的热量从而带走雾气,或者利用高温盐水或加温仪器加温镜头,也不失为有效的方法;其三,如果术中出现因电凝导致的大量烟雾及热量产生的雾气,可以在经得主刀同意的前提下,迅速取出镜头,在体外小幅振动数次将雾气散去,再次进入即可,不必擦拭;其四,术中将吸引器置入胸腔内协同操作加快胸腔内空气的流动,也可以减少雾气的产生。除此之外,在术前连接时注意清洁镜头与胸腔镜的接触面也是必须的。保证手术视野的清晰是成功的前提,充分理解雾气产生的原理,迅速处理镜头的雾气,助手责无旁贷,整个手术过程须保持视野清晰可见。

3. 术前准备:术前的准备工作还包括将镜头的视频线、光源线以及外套的无菌塑袋规整到一起,尽量减少所占的空间,因为这些设备都有可能在主刀操作时对其造成干扰。

二、从"上帝视角"到"微距模式"

总体而言,微创胸外科借助镜头对胸腔内环境进行探查,包括对胸腔内整体情况的了解以及各部分细微结构的暴露。前者我们称之为"上帝视角",后者可形象地称之为"微距模式"。

1. 初学者扶镜容易出现的问题往往是镜头推进得太深,而此时,如果主刀对局部解剖把握不足,或是器械进入胸腔时需要镜头引导方位,就需要助手给出一个整体感官的判断。

对此我们称之为"上帝视角",在此种模式下,助手把整个视野展现给主刀,并不需要过多的言语交流,而是根据主刀器械进入的方向、做法,来揣摩主刀的意图,随之精确调整镜头深度方向。主刀需要全景时助手后退镜头,一般要求镜头置于切口边缘稍深入处,以看不见切口保护套的内侧缘为准,一个熟练的助手往往会在主刀操作器械更替(撤离或进入)的时候或是主刀需要更换术野的时候适时地迅速切换到"上帝视角"。

2. 初学者扶镜的另一个问题是镜头不敢深入,而此时,如果主刀对于局部的解剖需清晰暴露,就需要助手给出一个精细放大的图像来引导和确认,此种我们称之为"天眼难逃"。尤其是做隧道分离肺裂暴露后纵隔结构或是钉合器(stapler)需要摆入正确位置时,应避免误伤重要结构,而多数胸腔镜的误伤源于暴露不足。所以主刀需要重要部位精细解剖或是切割时,需要助手给与尽可能精细放大的图像。一个有经验的助手往往会在主刀游离血管、支气管时及时推进镜头切换成"微距模式"。

上述两种模式是贯穿于整个手术过程的,流畅的模式切换体现了助手的能力和价值,而不是扶着镜头一动不动,可以以器械手臂替代。

3. 助手对于整个视野方向的把握相当重要,在最初练习扶镜时就需要养成多利用30°镜面来实现胸腔内视野变化的习惯。多数助手喜欢通过旋转镜头来暴露,略微的旋转亦可以接受,但仅限于左右45°之内,过多的旋转会令术者不适,影响判断,而使用30°镜面可以暴露胸腔内绝大部分区域,这需要助手多加练习和感知,熟练准确掌握。一般而言,最佳角度左侧以正视主动脉弓为准,右侧以正视腔静脉及奇静脉为准,主刀卵圆钳牵拉肺的方向与镜头观察的方向尽量垂直。

4. 调整好镜头的角度位置后,需要助手尽量稳定镜头做到不旋转、不抖动,给主刀一个稳定清晰的暴露。这种稳定性需要通过双手来实现,一只手扶住镜把而另一只手的手指扶住镜杆将其加压固定在切口靠后缘。如果觉得疲劳可以使用纱带绕着镜身固定于术巾上,以减轻手指的持续用力。

适时地调整镜头的远近、视角,将所做分离操作的结构稳定、清晰地置于画面中央,是每一个助手的职责。

三、舍己为人

单孔胸腔镜操作最主要的要求是观察孔和操作孔合一,这就需要经过一段密切配合的操作磨合期。一般我们认为此过程至少需要两到三个月才能完成,作为助手需要谨记,一切为主刀服务,为患者服务,也就是这里所说的舍己为人;在完美暴露的同时尽一切可能留给主刀最大的操作空间。所以相对于单操作孔而言要求更高。

1. 如何保留最大的操作空间,这是做单孔胸腔镜手术时最常见的困难,因为手术切口至少需要容纳一个镜头、一把牵肺的卵圆钳、一把超声刀三种设备进入,有时候还需要配合吸引器等器械,使得同时进入的器械多至4~5把。如果助手不能将操作口留出最大的操作空间,很难想象手术如何顺利进行。所以镜头必须置于切口后缘才能留出最大空间,并且在手术过程中需要始终保持此位置。在主刀没有做好操作准备之前,镜头不要贸然进入,否则主刀的器械很容易被镜头干扰,在主刀开始进行操作后,镜头再进入,并且需要通过镜杆的反馈力量,感知是否与主刀器械冲突,如果出现冲突,便需要调整30°镜面寻找暴露角度,减少器械干扰。一个好的助手应能找到不干扰主刀并且良好暴露的镜位。

2. 单孔操作另外一个难点是暴露后纵隔结构,由于助手多站于主刀对侧,因此需要助手想象以主刀的视角扶镜,也就是说将正相视野留给主刀,反向视野留给自己,如何在反向视野准确操控镜头需要在实践中不断领悟并形成一定的条件反射。刚开始练习时助手可站于主刀同侧以便更容易上手,但是这样的扶镜方法因为没有支点很耗臂力,我们最初开展单孔腔镜时便是如此。

3. 在手术过程中,助手熟悉镜头操作后,除了观察显示屏了解手术情况外,还需要多留意手术台上的情况。这点很重要,因为主刀经常在操作时过于专注而不会顾及到胸腔外的情况,此时需要助手适时地将各种可能的干扰一一排除,例如需要时刻注意自己镜杆的位置,因为主刀器械的进出可能不自觉地使镜头移位,应及时调整;在另一只手协助主刀扶器械时注意不要遮挡操作孔;又比如进入钉合器时注意不要让手术器械或光源线干扰枪柄,熟练的主刀也会主动避免,双方都有此意识,配合才会逐渐完善。

4. 除了顾及术中情况,提前预判做出反应也相当重要。最简单的例子便是在主刀需要翻动肺时,助手至少需要提前后退镜头看到主刀的卵圆钳,亦可避免镜头被翻动的肺污染而需要反复擦拭。

四、保存实力持续发展

单孔胸腔镜手术对于从单操作孔或是三孔胸腔镜过渡而来的扶镜助手的变化巨大,由于观察孔的提高导致扶镜手的肘部无法通过患者的胯部借力,而且初期并不熟练时需要反复调整镜头位置,使得助手体力消耗巨大,多数助手出现手酸肩痛等不适。所以对于单孔助手而言,如何保存自己的体力也相当重要,我们的经验是扶镜手握镜的位置不宜太偏后,尽量靠近镜杆,使得肘部仍然可以依靠于患者的腰部形成一个三角形的稳定支撑,以减轻肩部的用力,放松手臂,必要时可以将手术床抬高以减轻助手腰部用力。而手部握镜可以采用执笔法,以加强稳定性。此类"借力""省力"的方法也需要助手在术中自己多摸索,因为如果需要做进阶的腔镜手术,如袖式吻合等,手术时长会显著增加,助手体力消耗也相当大。

五、袖式手术进阶

单孔胸腔镜手术目前已经可以完成诸如袖式及双袖式手术,我们积累了较为丰富的经验,在大量的基础手术实践的基础上,逐渐熟练掌握了高难度的成形手术。

当然进阶的单孔胸腔镜手术如果人手足够完全可以三人上台,主刀、第一助手扶镜、第二助手控制牵拉肺的卵圆钳,但事实上有经验的团队两人也足够完成,这更需要助手专注地参与手术,此时的助手经过长期的训练已完全可以做到单手扶镜,选择合适省力的角度,利用手腕的力量(这点很重要)将镜杆稳定于切口的后缘。如果是 Olympus 一体镜,连30°镜面的调整都可以单手完成;如果是 Storz 镜则需要另一只手调整好角度后腾出来协助主刀操作,包括扶钳子牵拉肺,或是用吸引器协助主刀暴露,袖式吻合时协助主刀整理缝线,保持缝线的张力,等等,以加快手术进程。

助手在袖式吻合时需要频繁地将镜头深入及后退:主刀对缝针进入点以及出针点的判断和助手的暴露有直接的关系,因为"微距模式"可以减少显示器的平面图形带来的立体感失真,而袖式吻合需要针距以及进针深度的精准显露;而主刀出针后需要后退镜头观察避免绕线,并且顺势引导下一次进针。

六、人镜合一

经过较多的手术历练,手术中的专注力以及熟练程度才会得到很大的提升,最终达到某种条件反射的境界,这时候大脑已不再刻意思考镜头的方位,而手已经可以将镜头送到位,和主刀形成默契的配合,助手更多的是在思考主刀的想法以及揣测主刀下一步的动作。完美的手术需要主刀和助手的完美配合,不但是在技术上,更是在灵犀之心上。

第四章
单孔胸腔镜肺袖式切除术

第一节 单孔左肺上叶舌段袖式切除

一、病例情况

患者男,65岁,因"咳嗽咳痰2月"入院。2个月前无明显诱因下出现咳嗽,咳黄白痰,无明显阳性体征。外院CT提示左肺上叶舌段支气管内软组织影,远端斑片影(图4-1-1、图4-1-2)。气管镜发现左肺上叶舌段开口处有新生物,活检提示黏膜炎症。否认既往史及遗传病史。相关检查(心电图、胸部CT、肺功能、气管镜等)未见手术禁忌。病变位于左肺上叶舌段开口,行单孔VATS下肋间左肺上叶舌段袖式切除术。

术后病理为错构瘤。

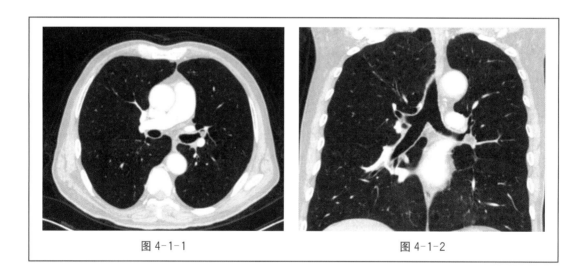

图 4-1-1   图 4-1-2

二、手术关键步骤

1. 游离左肺上叶舌段动脉，予以白钉切断（图 4-1-3、图 4-1-4）。

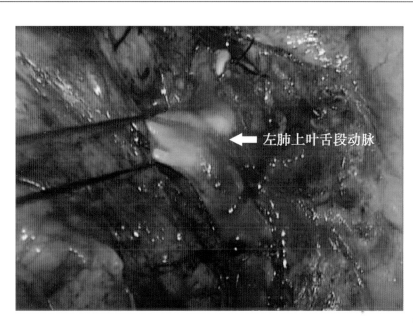

左肺上叶舌段动脉

图 4-1-3

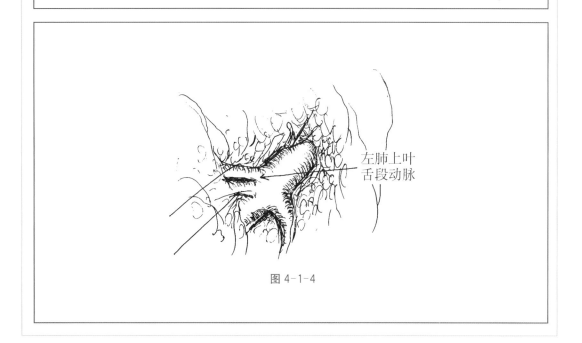

左肺上叶
舌段动脉

图 4-1-4

2. 游离左肺上叶静脉,辨认舌段支,予以 30 mm 白钉处理(图 4-1-5、图 4-1-6)。

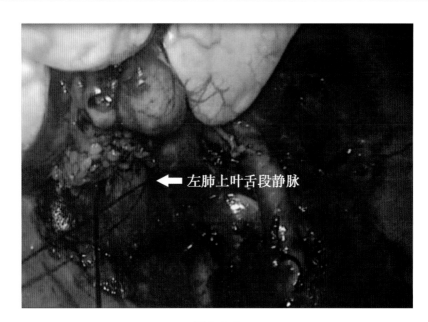

←左肺上叶舌段静脉

图 4-1-5

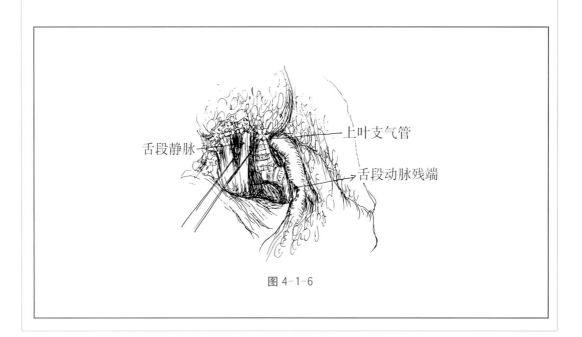

舌段静脉

上叶支气管

舌段动脉残端

图 4-1-6

3. 游离左肺上叶舌段支气管,予以在近远端剪开,见带蒂状新生物突出管腔,易于剥离,考虑良性病变,予以 3-0 prolene 线将固有上叶口与左肺上叶口连续缝合(图 4-1-7、图 4-1-8)。

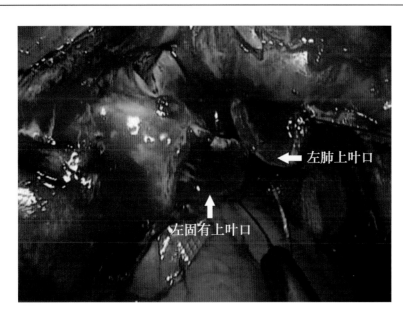

图 4-1-7

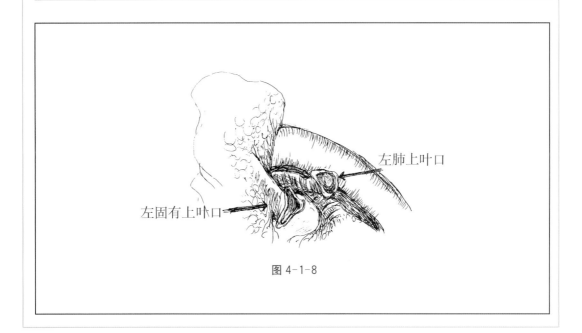

图 4-1-8

4. 连续缝合后汇拢打结,冲洗试漏无漏气,上叶肺复张良好(图 4-1-9、图 4-1-10)。

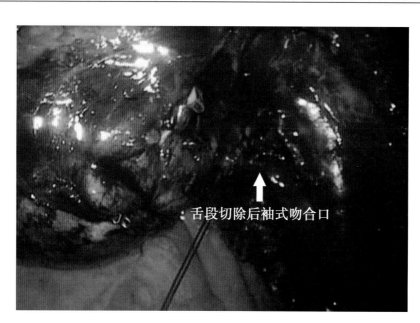

舌段切除后袖式吻合口

图 4-1-9

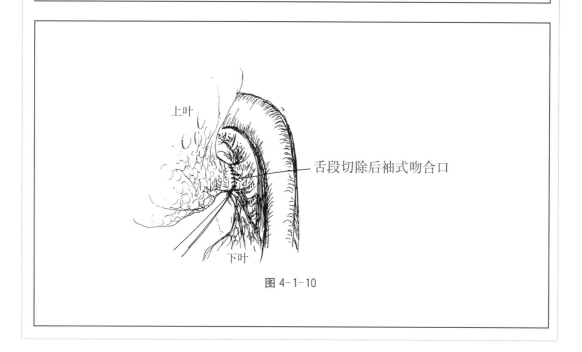

上叶

舌段切除后袖式吻合口

下叶

图 4-1-10

第二节　单孔左肺上叶心包内双袖式切除

一、病例情况

患者男,66 岁,因"确诊左肺癌 4 月"入院。外院 CT 提示左肺上叶异常阴影(图 4-2-1、图 4-2-2)。4 月前于外院气管镜检查明确诊断为左肺上叶鳞癌,常规化疗 4 个月,无胸痛、咳血、盗汗及声嘶等症状。否认既往史及遗传病史。相关检查(心电图、胸部 CT、肺功能、气管镜等)未见手术禁忌,病变位于左肺上叶,行单孔 VATS 肋间左肺上叶双袖式切除术。

术后病理为左肺上叶鳞癌(角化型),未见胸膜、神经及脉管内侵犯。

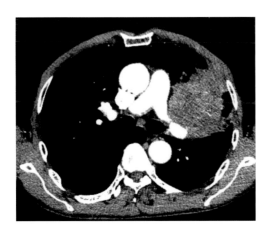
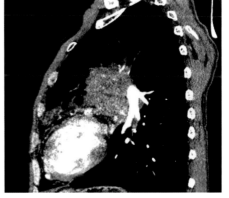

图 4-2-1　　　　　　　　　　　图 4-2-2

二、手术关键步骤

1. 打开心包,游离前肺门左肺上叶静脉,向上游离左肺动脉尖前支时该动脉肿瘤累及,向下打开下部斜裂,处理左肺上叶舌段动脉两支(图 4-2-3、图 4-2-4)。

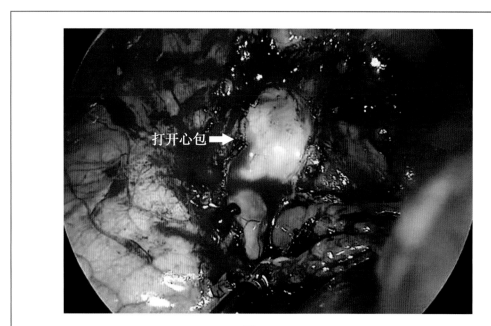

图 4-2-3

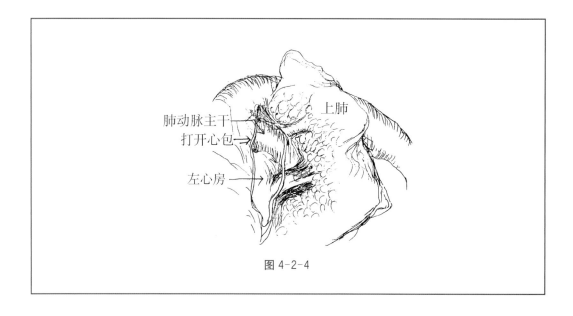

图 4-2-4

2. 游离左肺动脉总干,予以阻断器阻断后固定(图4-2-5、图4-2-6)。

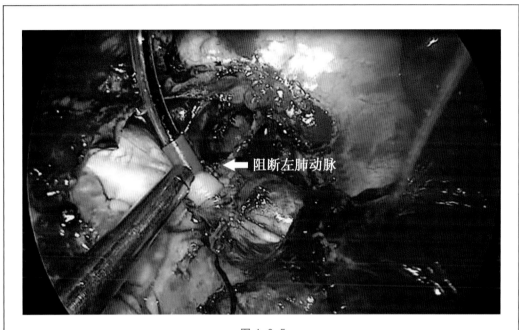

图 4-2-5

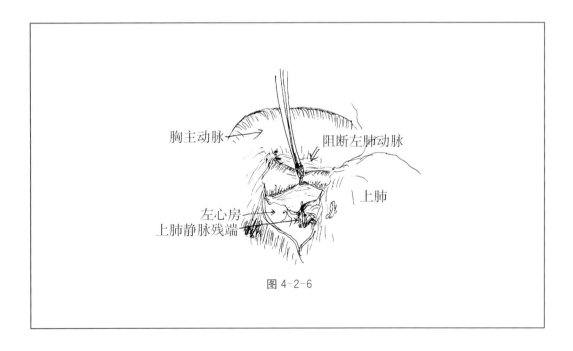

图 4-2-6

3. 游离前肺门左肺上叶静脉，予以 covidien 30 mm 白钉处理（图 4-2-7、图 4-2-8）。

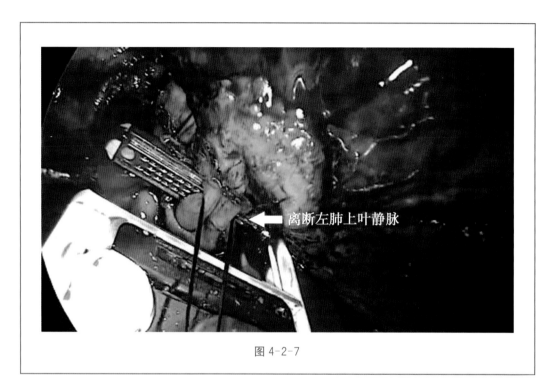

图 4-2-7

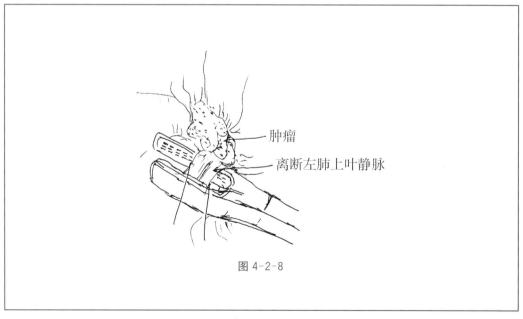

图 4-2-8

4. 游离左肺下叶肺动脉,予以阻断器阻断后固定,沿肿瘤边缘剪开肺动脉(图4-2-9、图4-2-10)。

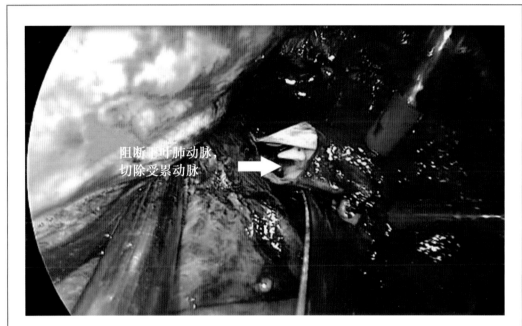

阻断下叶肺动脉,
切除受累动脉

图 4-2-9

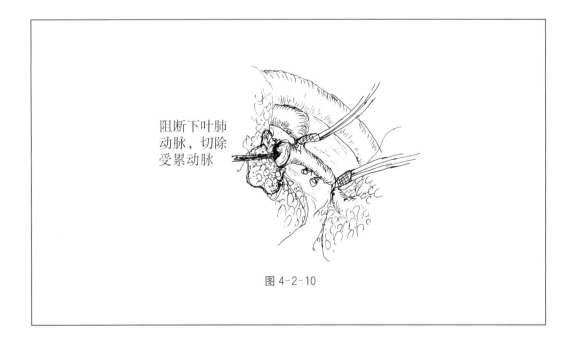

阻断下叶肺
动脉,切除
受累动脉

图 4-2-10

5. 予以 3-0 prolene 线将左主支气管与左肺下叶支气管袖式连续缝合(图 4-2-11、图 4-2-12)。

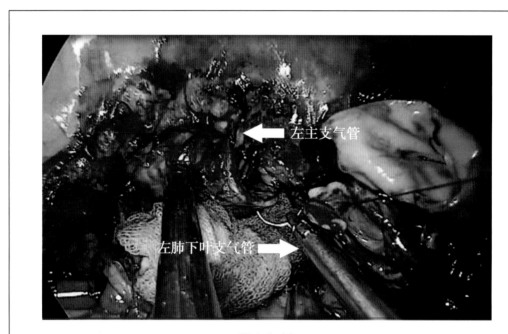

图 4-2-11

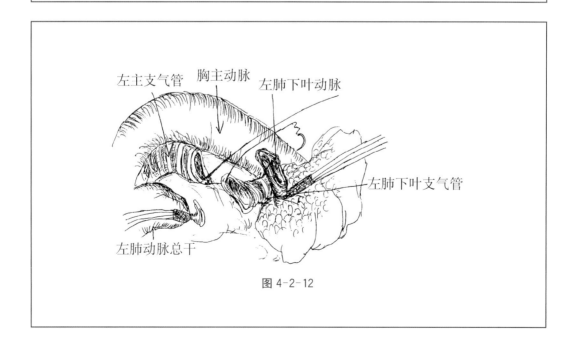

图 4-2-12

6. 予以 5-0 prolene 线将左肺动脉总干与左肺下叶动脉袖式连续缝合(图 4-2-13、图 4-2-14)。

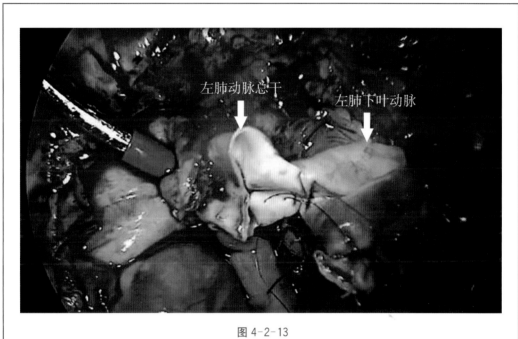

图 4-2-13

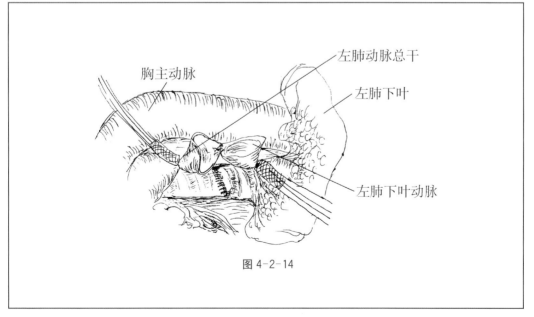

图 4-2-14

第三节　单孔右肺上叶袖式切除及血管成形

一、病例情况

患者男,63岁,因"右侧胸痛2周"入院。无明显体征。否认既往史及家族遗传病史。相关检查(心电图、胸部CT、肺功能等)未见手术禁忌。

行VATS右肺上叶袖式切除及血管成形术。术后病理为:右肺上叶低分化鳞癌伴坏死(角化型)。

胸部CT检查:右肺上叶支气管狭窄,右肺门软组织密度肿块,有分叶,大小约3.2 cm,边缘欠光,压迫上腔静脉。右肺门肿块,右肺上叶支气管狭窄,压迫上腔静脉,考虑为恶性(图4-3-1、图4-3-2)。

支气管镜:右肺上叶支气管黏膜充血(图4-3-3)。

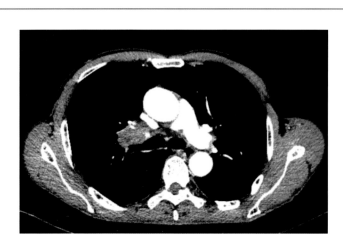

图 4-3-1

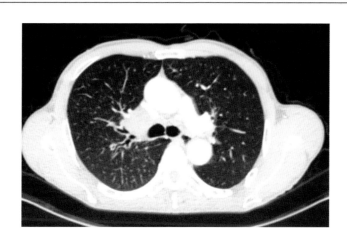

图 4-3-2

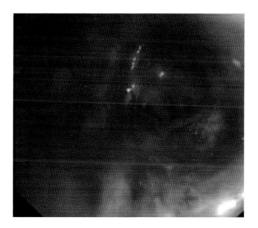

图 4-3-3

二、手术关键步骤

1. 病灶位于右肺上叶近肺门处,约 5 cm×6 cm×5 cm,质硬,有胸膜凹陷,肿块侵犯右肺上叶支气管根部及右肺上叶动脉,并且与上腔静脉紧密粘连,环状切除右主支气管下端(图 4-3-4、图 4-3-5)。

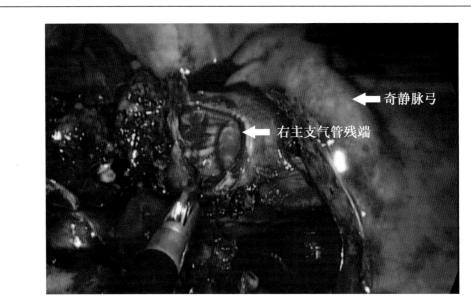

图 4-3-4

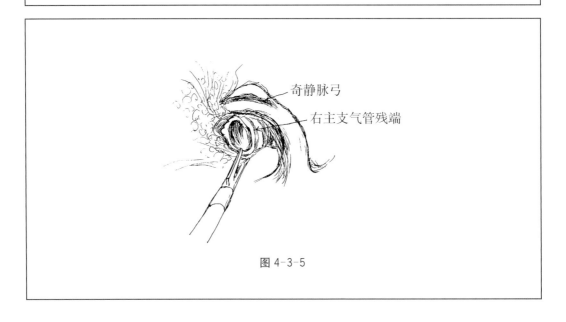

图 4-3-5

2. 环状切除右侧中间段支气管近端(图 4-3-6、图 4-3-7)。

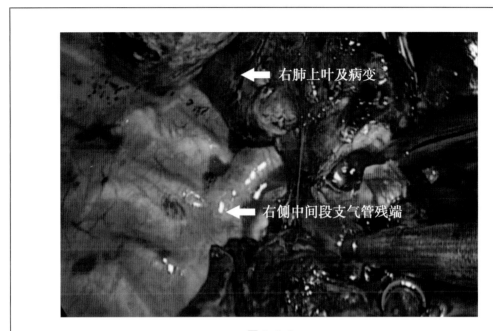

图 4-3-6

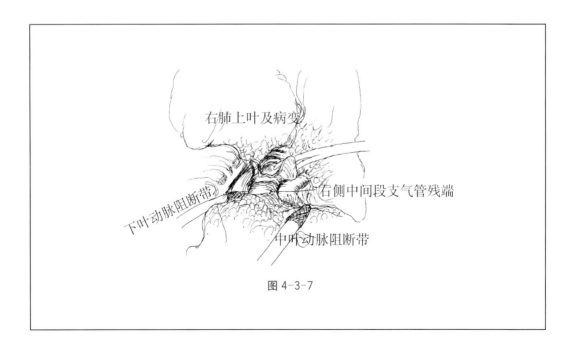

图 4-3-7

3. 将右侧中间段支气管袖式缝合至右主支气管,以 3-0 prolene 线连续缝合(图 4-3-8、图 4-3-9)。

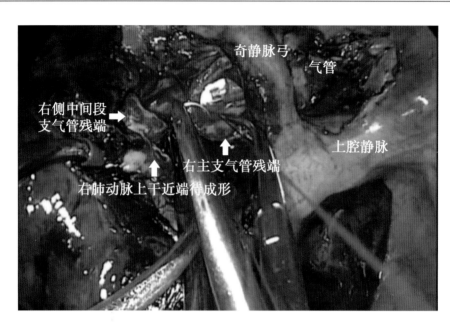

图 4-3-8

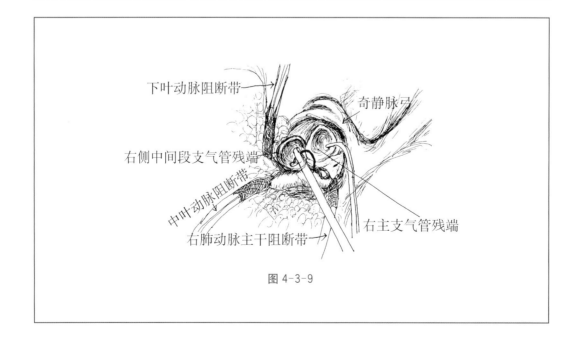

图 4-3-9

4. 以 5-0 prolene 线连续缝合修补右肺上叶动脉(图 4-3-10、图 4-3-11)。

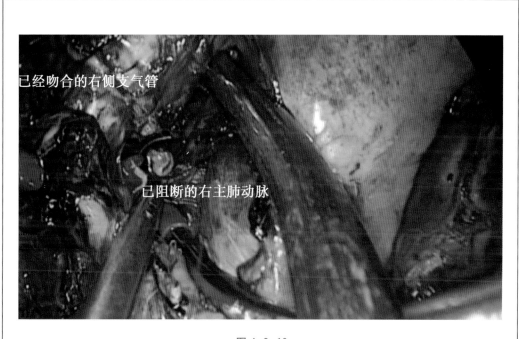

已经吻合的右侧支气管

已阻断的右主肺动脉

图 4-3-10

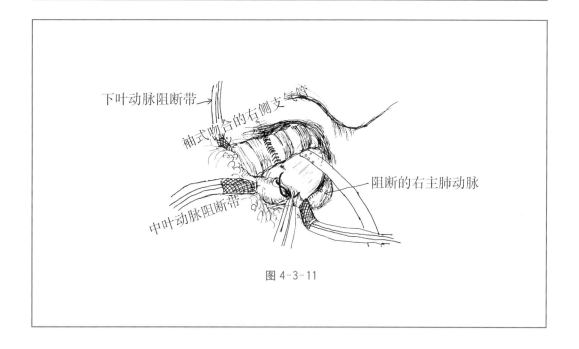

下叶动脉阻断带

袖式吻合的右侧支气管

阻断的右主肺动脉

中叶动脉阻断带

图 4-3-11

第四节 单孔右肺上叶袖式切除①

> **Tips**
>
> 　　1947年，一名18岁的英国皇家空军学员，在其右肺上叶支气管开口处发现一"支气管腺瘤"，克莱蒙特·普莱斯·托马斯医师为其进行了右肺上叶袖式切除术，这也是第1例肺叶袖式切除术。此术式在切除肿瘤的同时避免了全肺切除，使得该患者能够继续其飞行训练生涯。这也为普莱斯·托马斯在胸外科史中赢得了相当的地位。

一、病例情况

　　患者女，78岁，因"胸闷、咳痰带血2周"入院。患者两周前胸闷，干体力活后咳痰带血，CT示右肺上叶肺癌伴阻塞性炎症可能，伴纵隔、右肺门淋巴结增大（图4-4-1、图4-4-2）。气管镜示右肺上叶前段新生物（图4-4-3）。

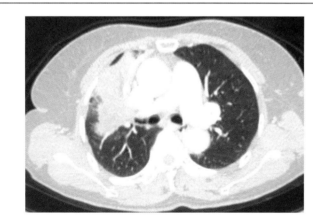

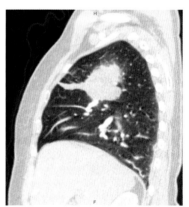

图 4-4-1　　　　　　　　　　　　　　　　　图 4-4-2

---

① 右肺上叶袖式切除的适应证包括：右肺上叶支气管开口及右主支气管紧邻右肺上叶支气管开口处的梗阻性病变。上述位置，如只做单纯性肺叶切除，常会导致病变残留。这类病变大多为原发性非小细胞肺癌及其他一些低度恶性的支气管肿瘤（例如支气管类癌、黏液表皮样癌等）。也有一些累及支气管开口的炎性狭窄，例如结核性狭窄、吸入性异物长期刺激所致狭窄，这类疾病也是肺叶袖式切除的绝对适应证。此外，一些孤立性的损伤累及右肺上叶支气管开口或右肺上叶支气管与右主支气管连接处，也可能需要进行肺叶袖式切除。

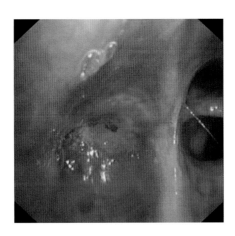

图 4-4-3

入院后完善相关检查(心电图、胸部 CT、肺功能、气管镜等),排除转移,无手术禁忌证。

行 VATS 右肺上叶袖式切除,术后病理为右肺上叶鳞癌 T2N0M0 Ib。

二、手术关键步骤

1. 依次处理右肺上静脉上叶支 1 支(3.0 cm Endo-GIA Stapler),右肺上叶尖前段动脉 2 支(3.0 cm Endo-GIA Stapler),右肺上叶后段动脉 1 支(结扎+ligsure)(图 4-4-4、图 4-4-5)。

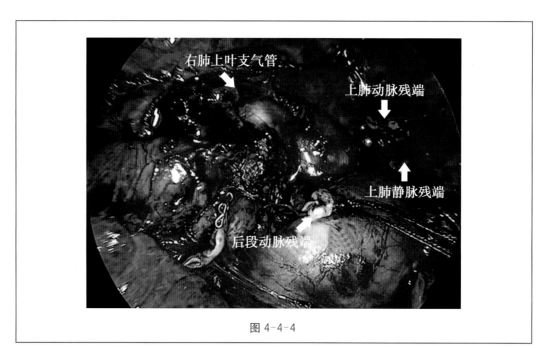

图 4-4-4

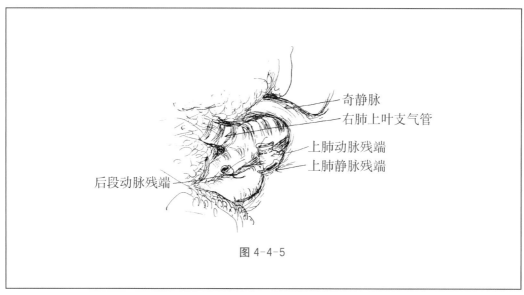

图 4-4-5

2. 平切右肺上叶支气管,送冰冻切片(示癌侵)。环状切除右主支气管下端至右中间支气管近端,切除支气管残端的上、下缘,分别送冰冻切片(均未见癌侵)(图4-4-6、图4-4-7)。

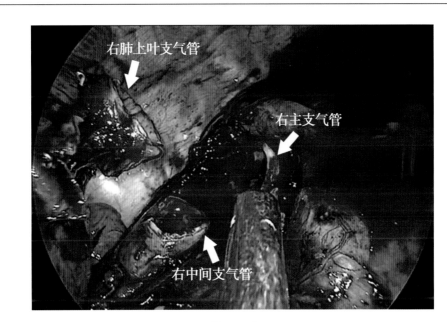

右肺上叶支气管

右主支气管

右中间支气管

图 4-4-6

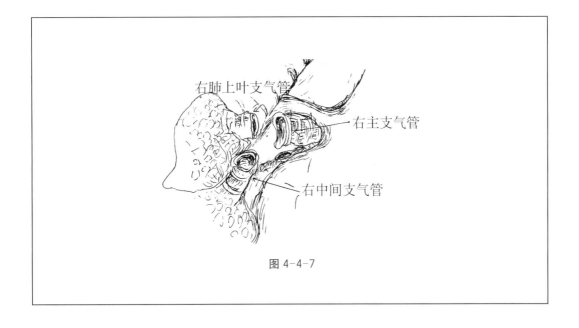

右肺上叶支气管

右主支气管

右中间支气管

图 4-4-7

3. 将右中间支气管袖式缝合至右主支气管，以 3-0 prolene 线连续缝合（图 4-4-8、图 4-4-9）。

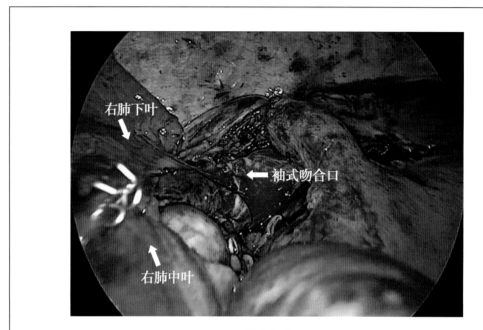

图 4-4-8

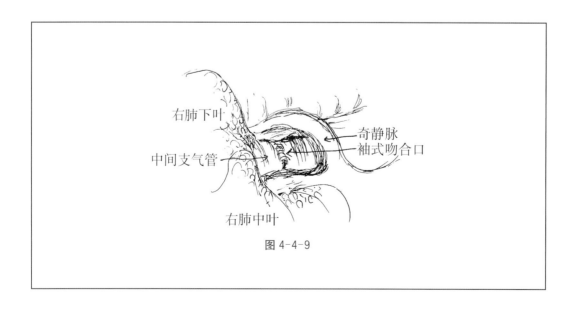

图 4-4-9

第五节　单孔左肺上叶双袖式切除

一、病例情况

患者男,62岁,因"咳嗽1月体检发现左肺门肿块1周"入院。无明显体征。否认既往史及家族遗传病史。相关检查(心电图、胸部CT、肺功能、气管镜等)未见手术禁忌。

行VATS单孔左肺上叶双袖式切除术。术后病理为左肺上叶中分化鳞癌(角化型)。

胸部CT:左肺上叶支气管管腔狭窄、闭塞,左肺上叶近肺门可见一团块状软组织影,边界不清,远端可见斑点、片影。左肺上叶中央型肺癌伴阻塞性炎症,纵隔、左侧肺门淋巴结增大(图4-5-1、图4-5-2)。

支气管镜:左肺上叶黏膜肿胀隆起,管腔闭锁(图4-5-3)。

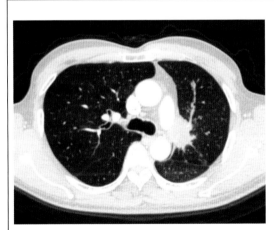

图 4-5-1

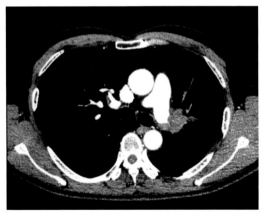

图 4-5-2

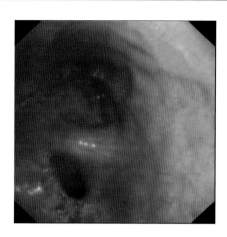

图 4-5-3

二、手术关键步骤

1. 予以阻断器在动脉韧带近端阻断左肺动脉(图 4-5-4、图 4-5-5)。

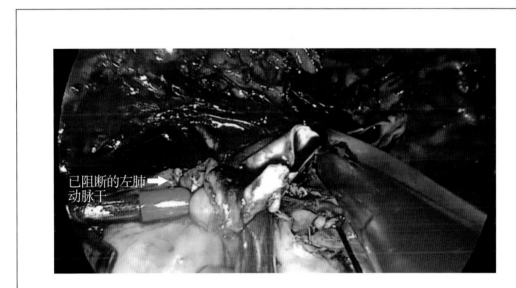

图 4-5-4

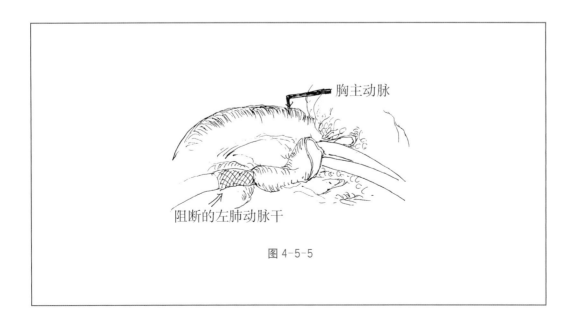

图 4-5-5

2. 沿肿瘤边缘剪开肺动脉(图 4-5-6、图 4-5-7)。

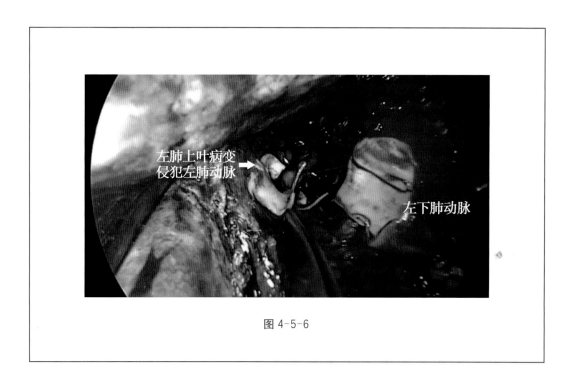

图 4-5-6

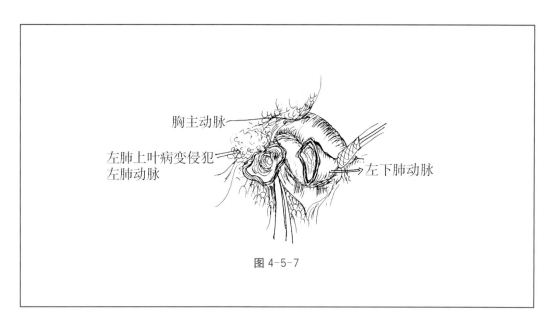

图 4-5-7

3. 剪开左主支气管及左肺下叶支气管口,移除左肺上叶,冰冻残支阴性(图4-5-8、图4-5-9)。

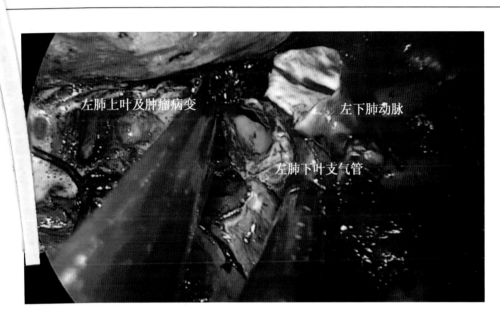

图 4-5-8

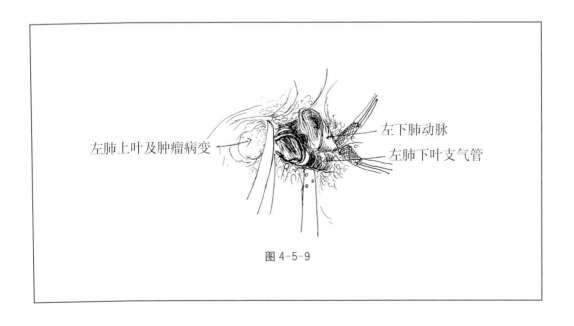

图 4-5-9

4. 予以 3-0 prolene 线从气管后壁开始正反各半圈连续缝合，进针深度 2～3 mm，针距 1～2 mm(图 4-5-10、图 4-5-11)。

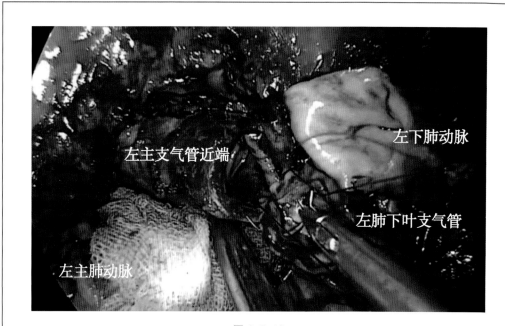

图 4-5-10

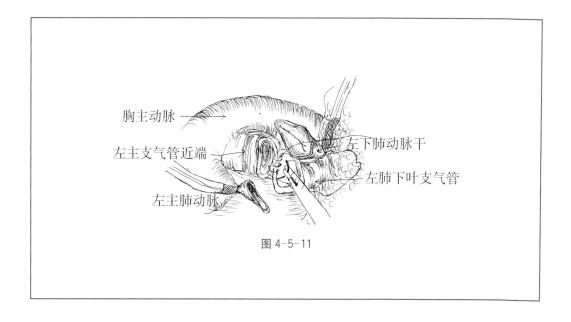

图 4-5-11

5. 汇拢缝合后打结(图 4-5-12、图 4-5-13)。

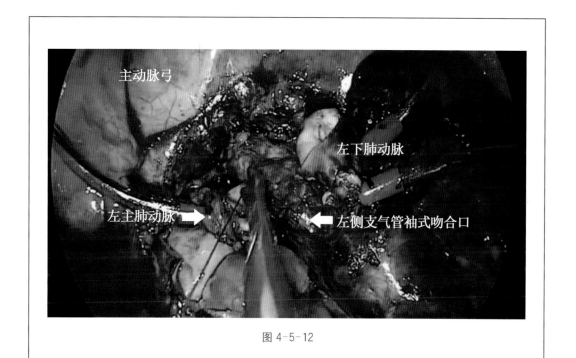

主动脉弓

左下肺动脉

左主肺动脉

左侧支气管袖式吻合口

图 4-5-12

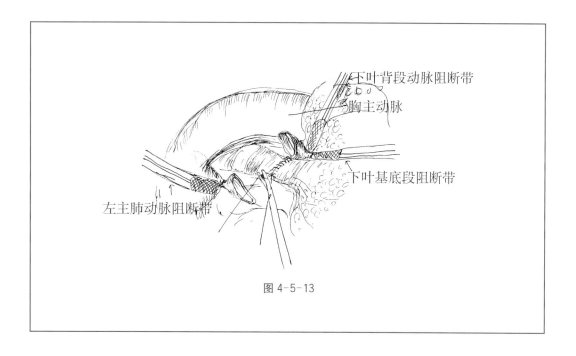

下叶背段动脉阻断带

胸主动脉

下叶基底段阻断带

左主肺动脉阻断带

图 4-5-13

6. 予以主动脉外膜包埋支气管吻合口,减少气管血管摩擦损伤(图 4-5-14、图
4-5-15)。

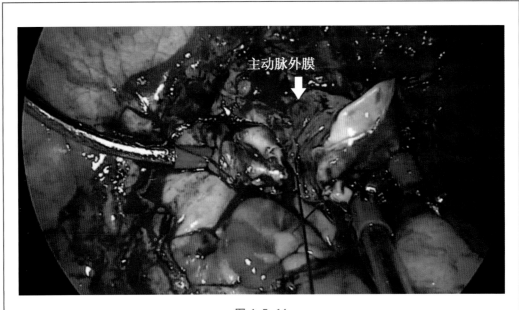

图 4-5-14

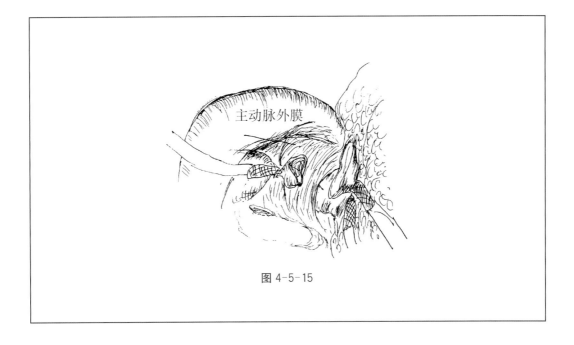

图 4-5-15

7. 予以 5-0 prolene 线从后壁开始正反各半圈连续缝合,进针深度 1～2 mm,
针距 1～2 mm(图 4-5-16、图 4-5-17)。

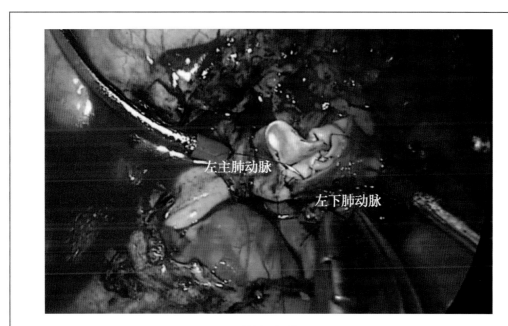

图 4-5-16

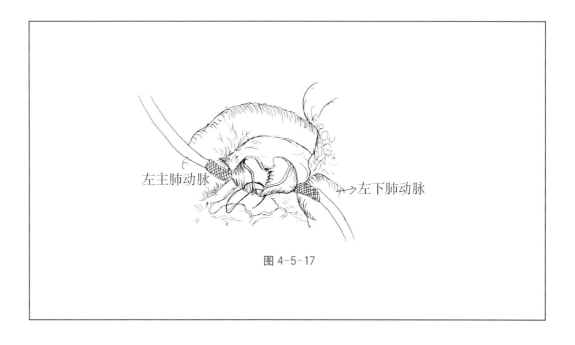

图 4-5-17

第六节　单孔右全肺袖式切除

一、病例情况

患者男,59 岁,因"咳嗽胸闷 2 周"入院。无明显体征。否认既往史及家族遗传病史。相关检查(心电图、胸部 CT、肺功能等)未见手术禁忌。

行 VATS 单孔右全肺袖式切除术。术后病理为右全肺鳞癌(角化型)。

胸部 CT 检查:右肺上叶支气管管腔狭窄、闭塞,右肺上叶支气管腔内可见软组织密度影,右肺上叶近肺门可见团块影,边缘呈分叶状改变,直径约为 39.1 mm,右肺上叶中央型肺癌伴阻塞性炎症(图 4-6-1、图 4-6-2、图 4-6-3)。

支气管镜:右肺上叶新生物堵塞并侵犯右主支气管下段前壁及部分右中间支气管(图 4-6-4)。

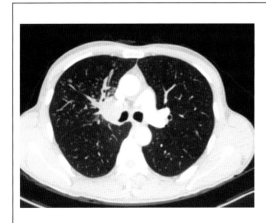

图 4-6-1

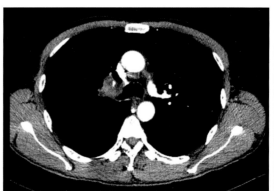

图 4-6-2

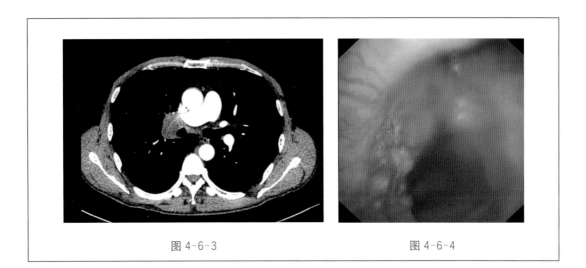

图 4-6-3 图 4-6-4

二、手术关键步骤

1. 肿块位于右肺上叶肺门部，约 6 cm，累及右中下叶肺门。沿肿瘤边缘剪开气管下段及左主支气管，气管插管从术野引入左主支气管（图 4-6-5、图 4-6-6）。

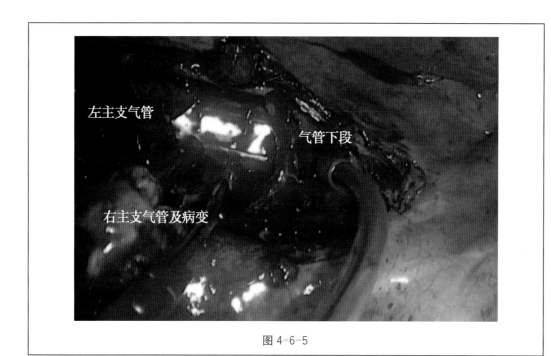

图 4-6-5

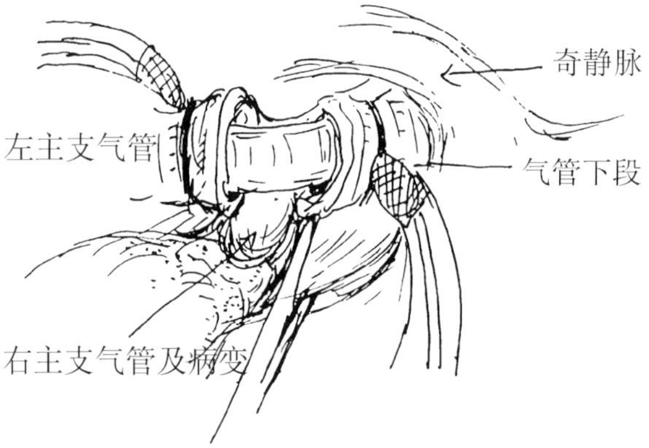

图 4-6-6

2. 予以 3-0 prolene 线从气管后壁开始正反各半圈连续缝合,进针深度 2~
3 mm,针距 1~2 mm(图 4-6-7、图 4-6-8)。

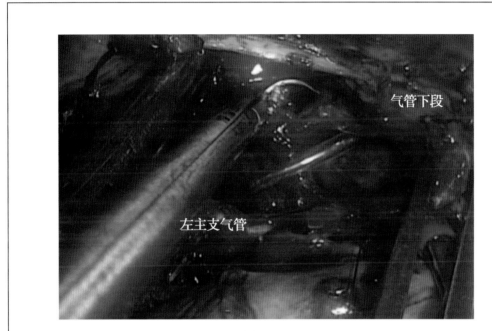

气管下段

左主支气管

图 4-6-7

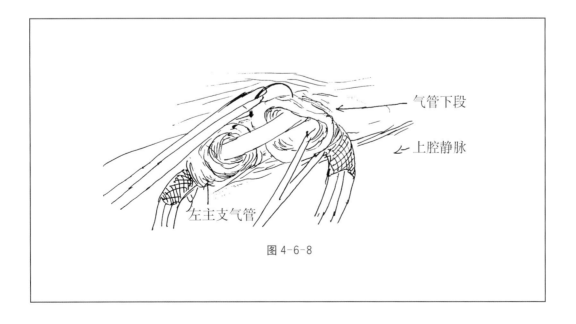

气管下段

上腔静脉

左主支气管

图 4-6-8

第七节　单孔左肺上叶动脉袖式切除

一、病例情况

患者男,59岁,因"间断痰血1月"入院。无明显体征。否认既往史及家族遗传病史。相关检查(心电图、胸部CT、肺功能、气管镜)未见手术禁忌。

行单孔左上肺动脉袖式成形术,术后病理为左肺上叶浸润性腺癌(腺管型为主,伴乳头型)。

胸部CT:左肺上叶软组织密度肿块,内密度不均匀,边缘欠光,见分叶、毛刺、小棘状突起、胸膜凹陷征。①左肺上叶癌可能;②纵隔、肺门部分淋巴结增大(图4-7-1、图4-7-2)。

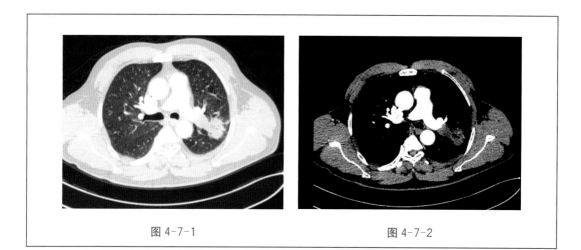

图 4-7-1　　　　　　　　　　　图 4-7-2

二、手术关键步骤

1. 游离前肺门左肺上叶静脉,予以 Covidien 30 mm 白钉处理,向上游离左肺动脉尖前支时该动脉肿瘤累及,向下打开下部斜裂,处理左肺上叶舌段动脉两支,结扎及结扎速(ligasure)处理,继续向上游离肺动脉干,见肿瘤累及部分,考虑行血管袖式吻合术,游离左肺下叶肺动脉干及左主肺动脉,予以阻断器阻断后固定,沿肿瘤边缘剪开肺动脉(图 4-7-3、图 4-7-4)。

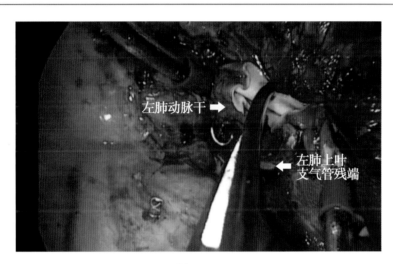

图 4-7-3

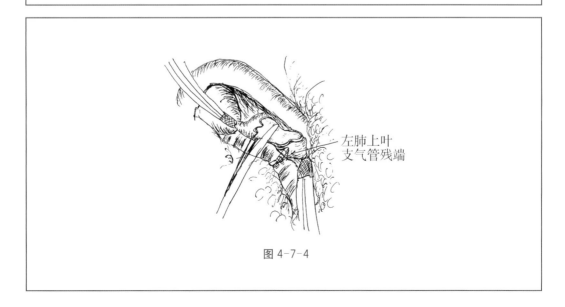

图 4-7-4

2. 予以 5-0 prolene 线从后壁开始正反各半圈连续缝合，进针深度 1～2 mm，针距 1～2 mm（图 4-7-5、图 4-7-6）。

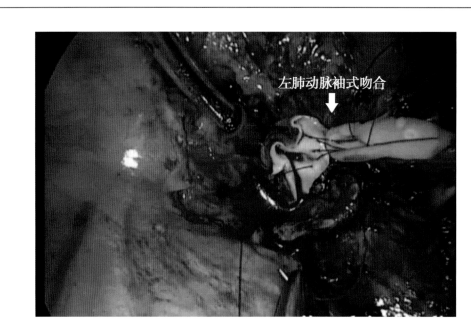

左肺动脉袖式吻合

图 4-7-5

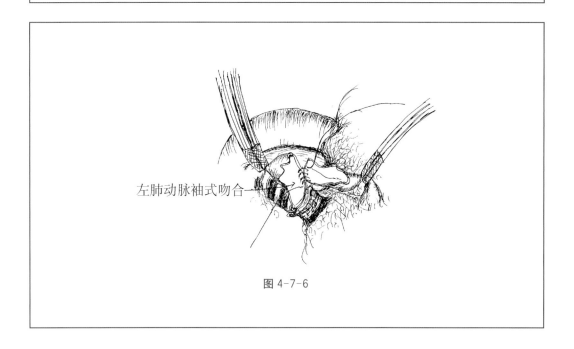

左肺动脉袖式吻合

图 4-7-6

3. 汇拢缝合后先松解下干阻断,后松开总干阻断放血去除血栓,收紧后未见明显大量漏血,打结(图 4-7-7、图 4-7-8)。

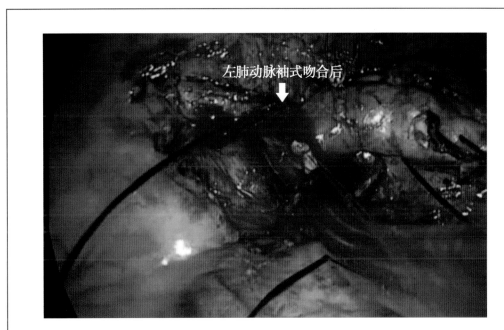

左肺动脉袖式吻合后

图 4-7-7

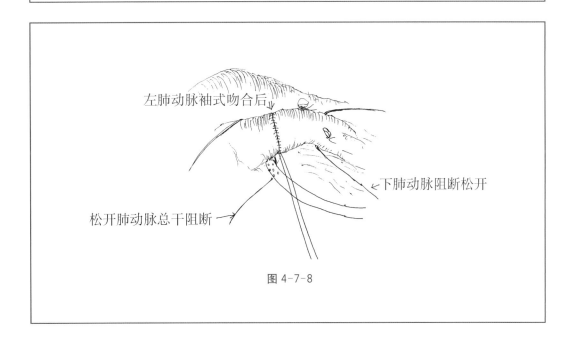

左肺动脉袖式吻合后

下肺动脉阻断松开

松开肺动脉总干阻断

图 4-7-8

第八节 单孔左肺上叶袖式切除及血管成形

一、病例情况

患者男,62岁,咳嗽1月余,痰中带血一次。否认既往史及家族遗传病史。相关检查(心电图、胸部CT、肺功能等)未见手术禁忌。

行VATS单孔左肺上叶袖式术切除及肺动脉侧壁成形术。术后病理:左主支气管非小细胞癌,结合酶标结果倾向鳞癌。

胸部CT:左肺上叶支气管阻断,肺门处可见一2.6 cm软组织密度结节,周边可见斑片样的模糊影,左肺上叶肺癌可能,伴阻塞性炎症,左肺门淋巴结增大(图4-8-1、图4-8-2)。

气管镜:左肺上叶、下叶间嵴见新生物,致上、下叶管口狭窄(图4-8-3)。

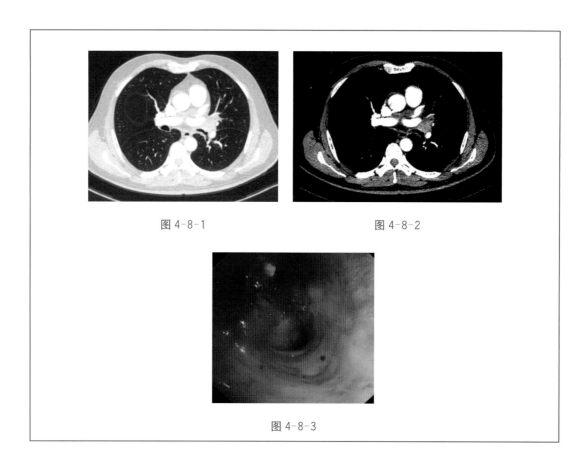

图4-8-1   图4-8-2

图4-8-3

二、手术关键步骤

1. 病灶位于左肺上叶支气管根部,约 5 cm×5 cm×5 cm,病灶质硬,未侵及脏层胸膜,无胸膜凹陷,肺门固定,肿块侵及左肺上叶支气管根部及左肺上叶尖前段动脉,于左肺上叶尖前段动脉远近端阻断左肺动脉(图 4-8-4、图 4-8-5)。

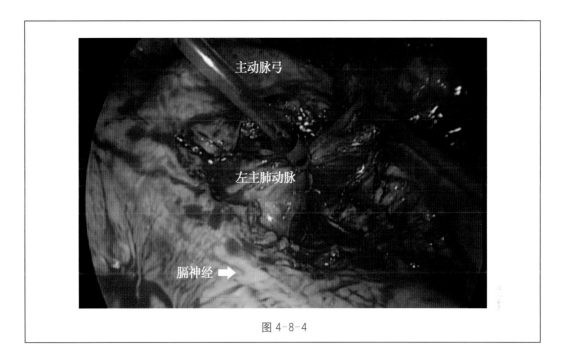

图 4-8-4

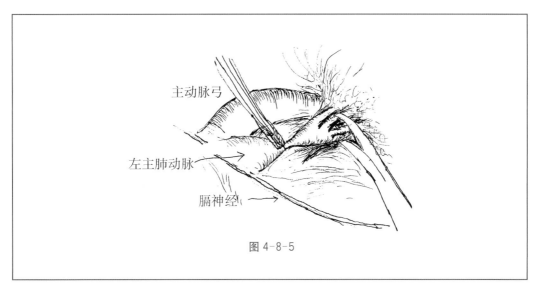

图 4-8-5

2. 环状切除左主支气管下端(图 4-8-6、图 4-8-7)。

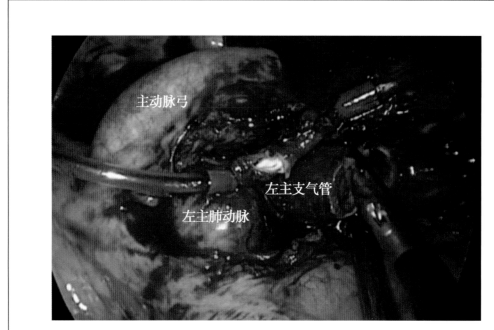

图 4-8-6

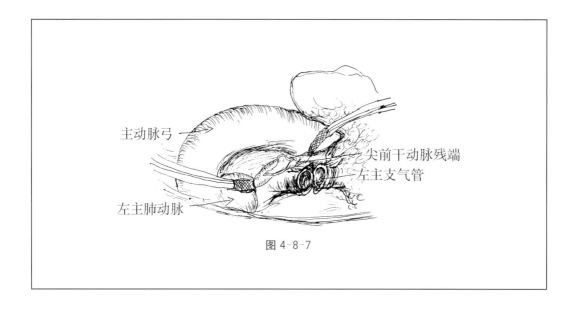

图 4-8-7

3. 环状切除左肺下叶支气管近端,切除支气管残端的上、下缘分别送冰冻切片 (均未见癌侵)(图 4-8-8、图 4-8-9)。

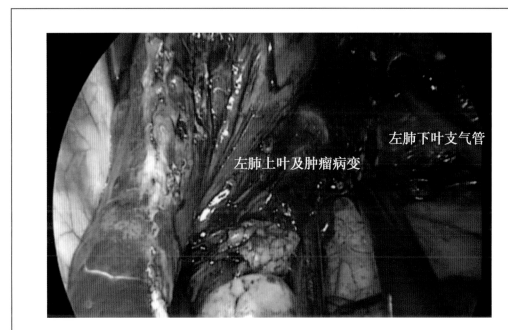

图 4-8-8

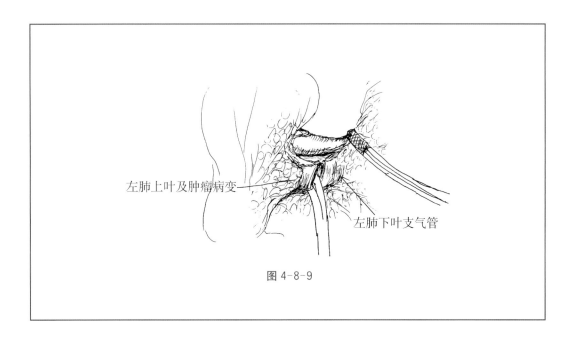

图 4-8-9

4. 以 3-0 prolene 线连续缝合支气管,5-0 prolene 线缝合肺动脉(图 4-8-10、图 4-8-11)。

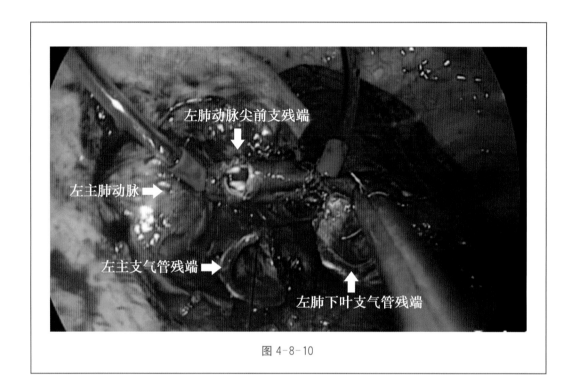

图 4-8-10

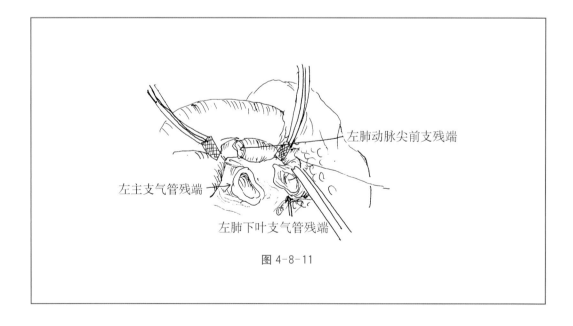

图 4-8-11

第九节　单孔左肺上叶袖式切除

一、病例情况

患者男,66岁,因"咳嗽咯痰1周"入院。无明显阳性体征。否认既往史及家族遗传病史。相关检查(心电图、胸部CT、肺功能等)未见手术禁忌。

行VATS单孔左肺上叶袖式切除术。术后病理:左肺上叶中分化鳞癌(角化型)。

胸部CT:左肺上叶肺癌可能,伴阻塞性炎症,纵隔肺门部分淋巴结增大(图4-9-1、图4-9-2)。

气管镜:左肺上叶见新生物完全堵塞,新生物表面血管丰富(图4-9-3)。

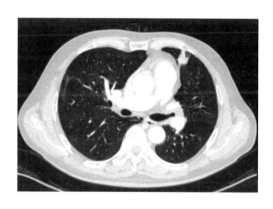

图 4-9-1

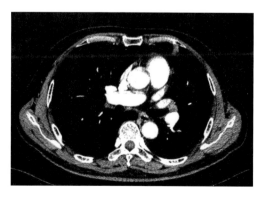

图 4-9-2

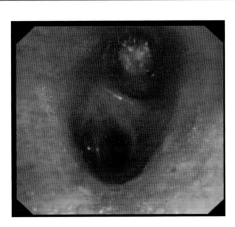

图 4-9-3

二、手术关键步骤

1. 游离出左主支气管,向远端游离上叶和下叶支气管,摘除周围淋巴结,剪开后见上叶管腔内新生物,下叶口管壁正常。修剪左主支气管和上叶支气管切缘并送冰冻检查,提示残端未见异常。移除左肺上叶肺组织(图 4-9-4、图 4-9-5)。

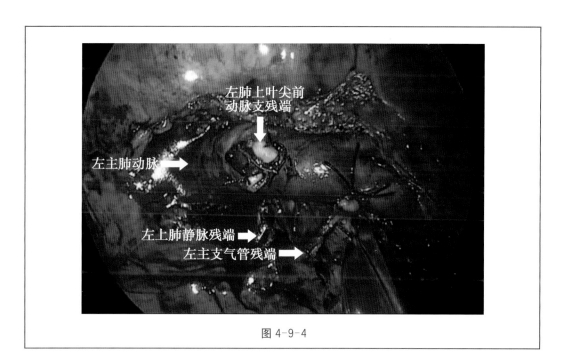

图 4-9-4

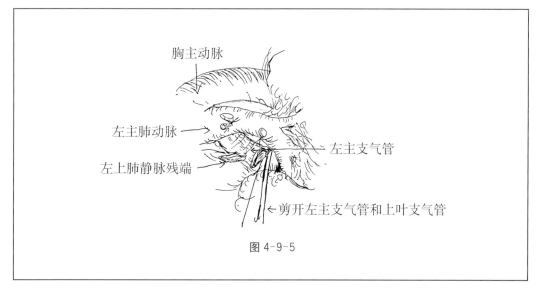

图 4-9-5

2. 予 3-0 prolene 线自内侧壁起连续缝合,将左肺下叶支气管吻合至左主支气管(图 4-9-6、图 4-9-7)。

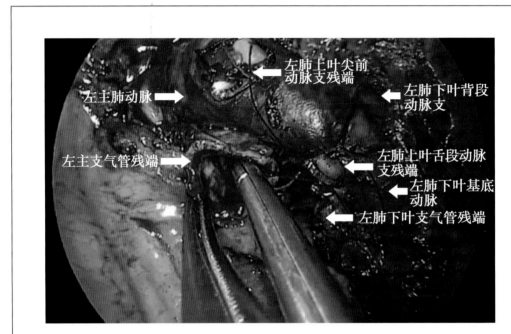

左肺上叶尖前动脉支残端

左主肺动脉

左肺下叶背段动脉支

左主支气管残端

左肺上叶舌段动脉支残端

左肺下叶基底动脉

左肺下叶支气管残端

图 4-9-6

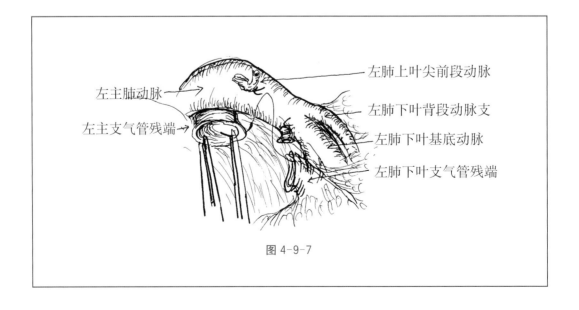

左肺上叶尖前段动脉

左主肺动脉

左肺下叶背段动脉支

左主支气管残端

左肺下叶基底动脉

左肺下叶支气管残端

图 4-9-7

第十节　单孔左肺下叶袖式切除

一、病例情况

患者男,52岁,因"咳嗽、咳痰伴痰中带血"入院。无明显阳性体征。否认既往史及家族遗传病史。相关检查(心电图、胸部 CT、肺功能、气管镜等)未见手术禁忌。

行 VATS 左肺下叶袖状切除术。

术后病理为左肺下叶鳞癌。

胸部 CT:左肺下叶支气管阻塞,并伴有下叶软组织密度肿块,大小约 3.6 cm×3.5 cm,边缘欠光,内密度不均匀,有强化(图 4-10-1、图 4-10-2)。

气管镜:左肺下叶口见新生物阻塞,余各叶段管腔通畅,黏膜光整,未及新生物,未见出血(图 4-10-3)。

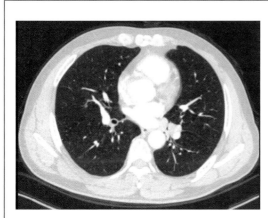
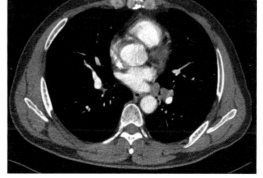

图 4-10-1　　　　　　　　　　图 4-10-2

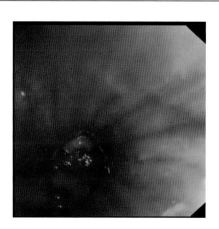

图 4-10-3

二、手术关键步骤

1. 依次处理左肺斜裂和左肺下叶肺动脉（Endo-GIA Stapler）(图 4-10-4、图 4-10-5）。

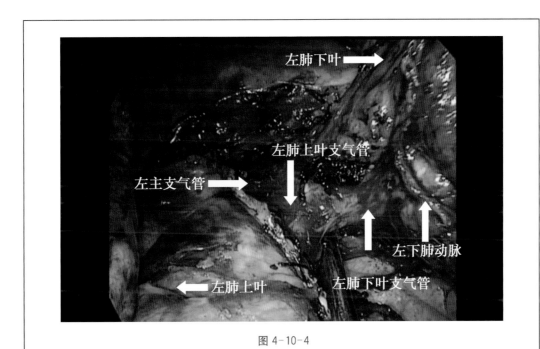

图 4-10-4

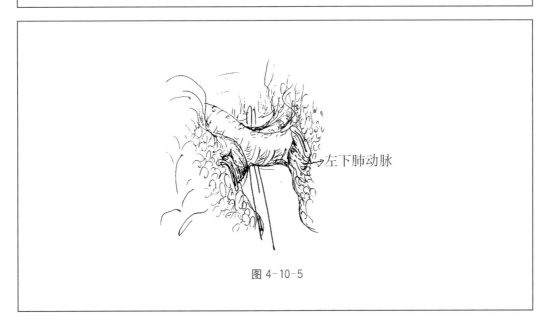

图 4-10-5

2. 依次处理左肺下韧带和左肺下叶肺静脉（Endo-GIA Stapler）（图 4-10-6、图 4-10-7）。

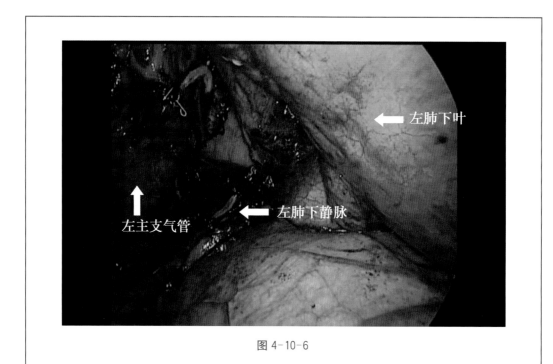

图 4-10-6

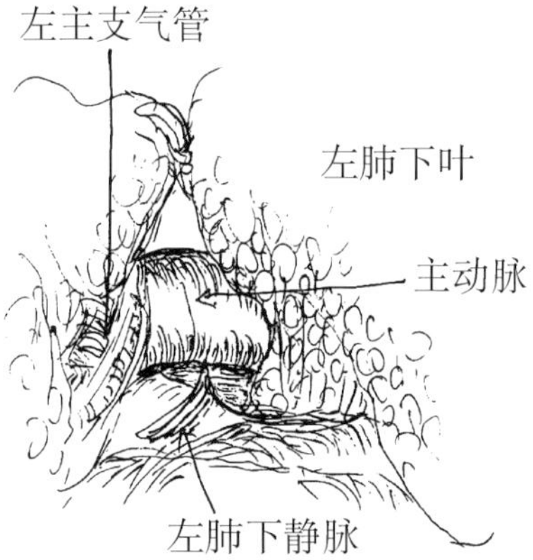

图 4-10-7

3. 环状切除左主支气管下端至左肺上叶支气管近端，切除支气管残端的上、下缘，分别送冰冻切片（均未见肿瘤侵犯）（图 4-10-8、图 4-10-9）。

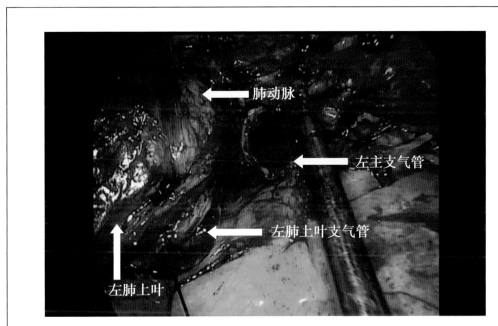

图 4-10-8

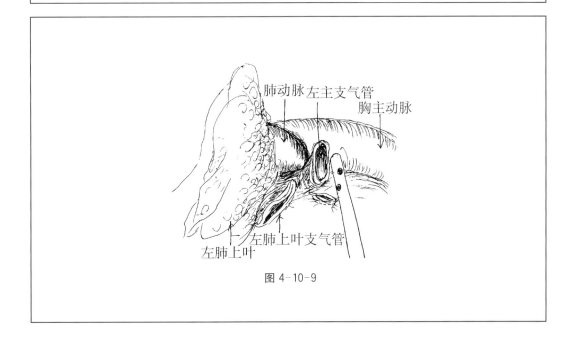

图 4-10-9

4. 将左肺上叶支气管袖式缝合至左主支气管，以 3-0 prolene 线连续缝合（图 4-10-10、图 4-10-11）。

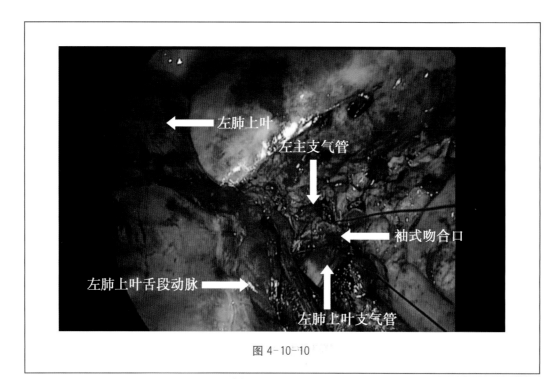

图 4-10-10

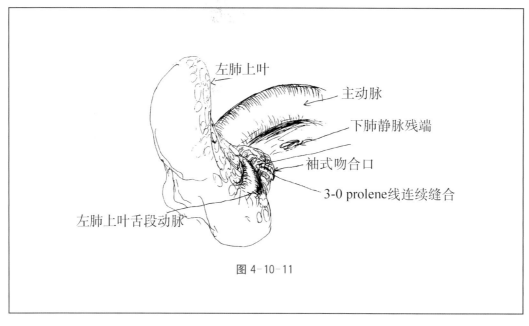

图 4-10-11

第十一节　单孔右肺下叶袖式切除

一、病例情况

患者男,64 岁,因"咳嗽 2 月"入院。无明显阳性体征。否认既往史及家族遗传病史。相关检查(心电图、胸部 CT、肺功能、气管镜等)未见手术禁忌。

行 VATS 右肺下叶袖式切除术。

术后病理为右肺下叶低分化鳞癌。

胸部 CT:右肺下叶支气管狭窄,伴软组织密度肿块,有分叶,大小约 5.2 cm,边缘欠光,内密度不均匀(图 4-11-1、图 4-11-2)。

气管镜:右肺下叶基底段见新生物(图 4-11-3)。

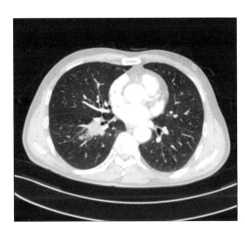
图 4-11-1

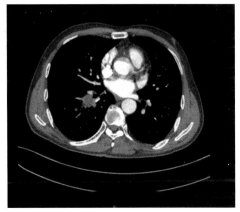
图 4-11-2

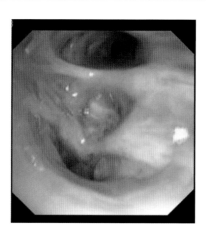

图 4-11-3

二、手术关键步骤

1. 依次处理右肺斜裂、右肺下叶肺动脉、右肺肺下韧带和右肺下叶肺静脉
（Endo-GIA Stapler）（图 4-11-4、图 4-11-5）。

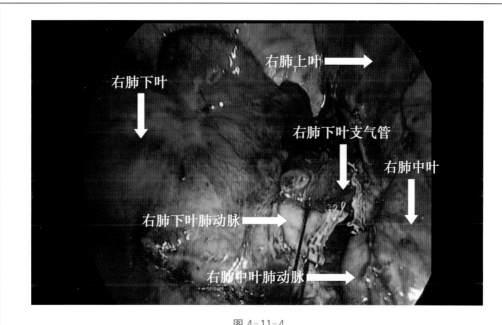

图 4-11-4

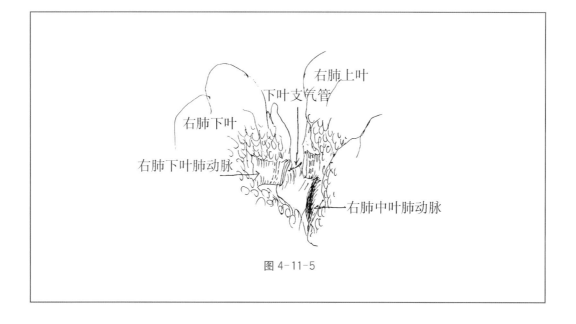

图 4-11-5

2. 环状切除右中间支气管下端至右肺中叶支气管近端,切除支气管残端的上、下缘分别送冰冻切片(均未见肿瘤侵犯)(图 4-11-6、图 4-11-7)。

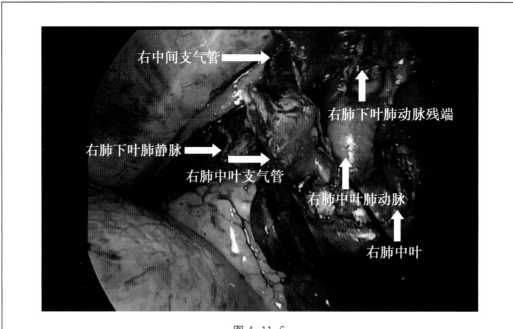

图 4-11-6

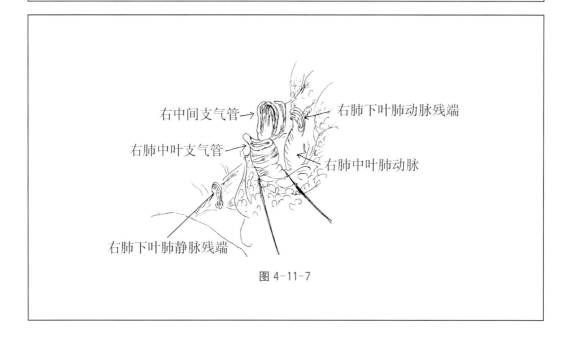

图 4-11-7

3. 将右肺中叶支气管袖式缝合至右中间支气管,以 3-0 prolene 线连续缝合
(图 4-11-8、图 4-11-9)。

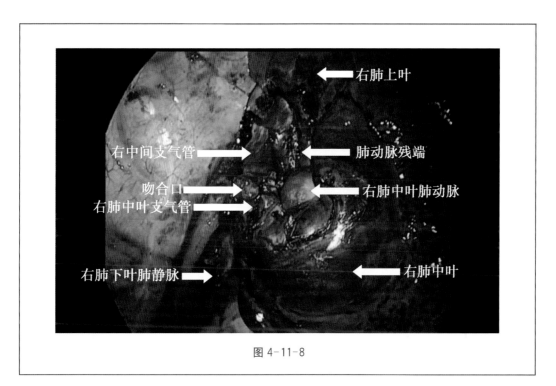

图 4-11-8

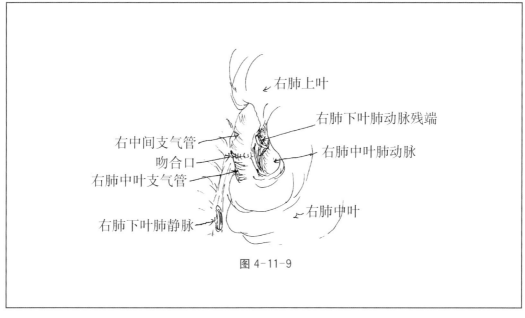

图 4-11-9

第十二节 单孔左肺上叶切除及血管成形

一、病例情况

患者女，65岁，因"咳嗽、咳痰4个月"入院。无明显阳性体征。否认既往史及家族遗传病史。相关检查(心电图、胸部CT、肺功能、气管镜等)未见手术禁忌。

行VATS左肺上叶切除＋血管成形切除术。

术后病理为左肺上叶大细胞癌。

胸部CT：左肺上叶可见一结节影，直径约2.4 cm，可见分叶、毛刺，内密度不均(图4-12-1、图4-12-2)。

气管镜：双侧各叶段管腔通畅，黏膜光整，未见新生物，未见出血(图4-12-3)。

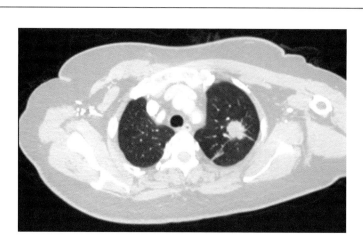

图4-12-1

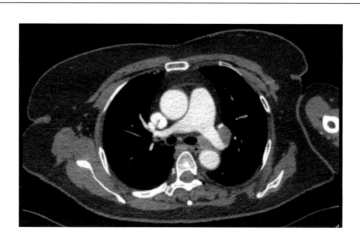

图 4-12-2

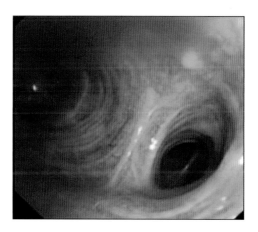

图 4-12-3

二、手术关键步骤

1. 依次处理左肺上叶肺静脉 1 支(3.0 cm Endo-GIA Stapler),左肺上叶后段动脉 1 支和右肺上叶舌段动脉 1 支(结扎＋ligsure),以血管阻断器分别阻断肺动脉近远端,自左肺上叶动脉分支起始部剪断肺动脉(图 4-12-4、图 4-12-5)。

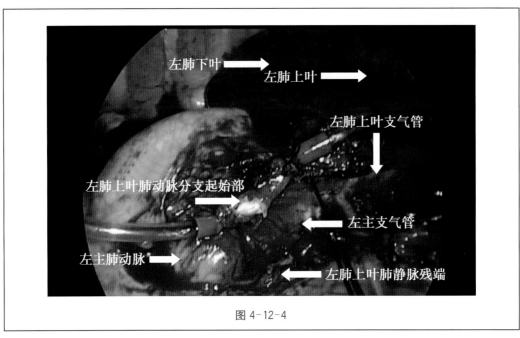

图 4-12-4

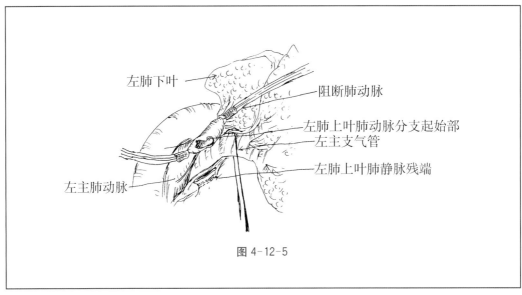

图 4-12-5

2. 环状切除左主支气管下端至左肺下叶支气管近端,切除支气管残端的上、下缘分别送冰冻切片(均未见癌侵)(图 4-12-6、图 4-12-7)。

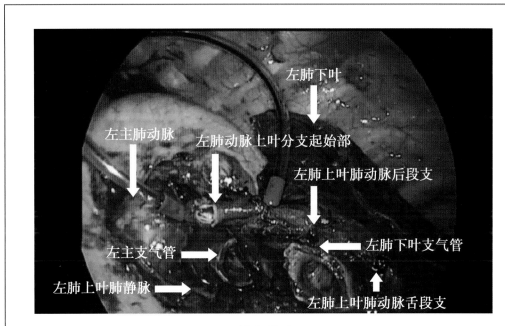

图 4-12-6

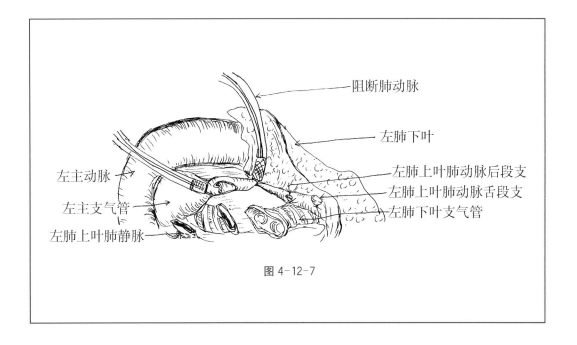

图 4-12-7

3. 将左肺下叶支气管袖式缝合至左主支气管，以 3-0 prolene 线连续缝合，水试无漏气(图 4-12-8、图 4-12-9)。

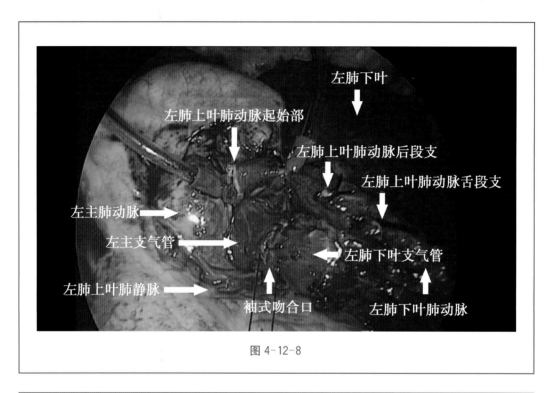

图 4-12-8

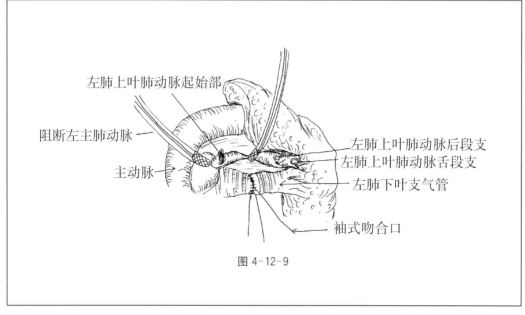

图 4-12-9

4. 以 5-0 prolene 线连续缝合肺动脉侧壁,肺动脉成形(图 4-12-10、图 4-12-11)。

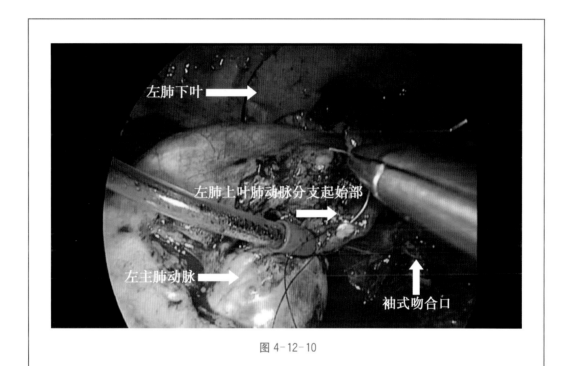

图 4-12-10

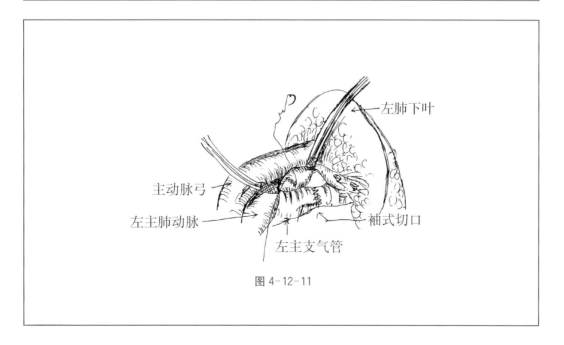

图 4-12-11

第五章
单孔胸腔镜全肺切除术

第一节 单孔心包内右肺切除

一、病例情况

患者男,53 岁,因"咳嗽 1 周"入院。无明显阳性体征。否认既往史及家族遗传病史。相关检查(心电图、胸部 CT、肺功能、气管镜等)未见手术禁忌。

行 VATS 心包内右全肺切除术。

术后病理为浸润性腺癌。

胸部 CT:右肺上叶可见软组织密度肿块,有分叶,大小约 5.5 cm,边缘欠光,内密度不均匀(图 5-1-1、图 5-1-2)。

气管镜:右肺上叶黏膜充血肿胀,右肺上叶后段、前段管口外压性狭窄(图 5-1-3)。

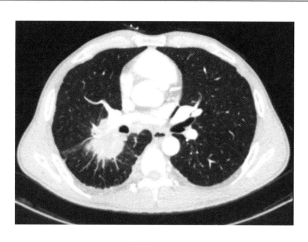

图 5-1-1

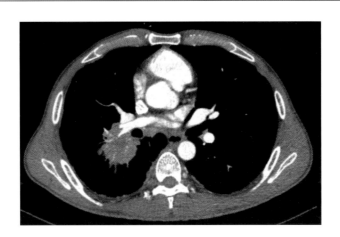

图 5-1-2

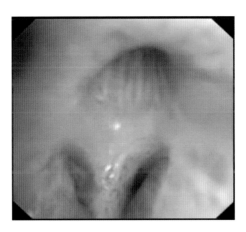

图 5-1-3

二、手术关键步骤

1. 打开部分心包,心包内处理右肺动脉干(3.0 cm Endo-GIA Stapler)(图 5-1-4、图 5-1-5)。

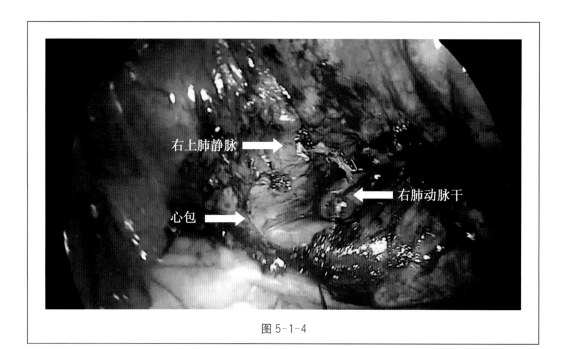

右上肺静脉

右肺动脉干

心包

图 5-1-4

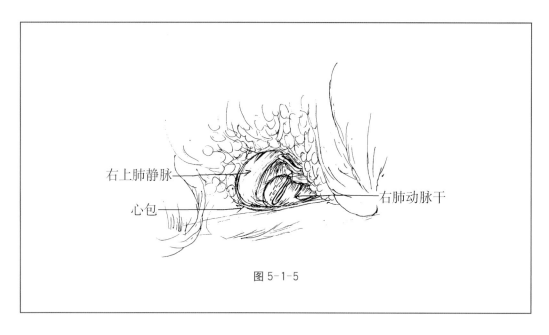

右上肺静脉

心包

右肺动脉干

图 5-1-5

2. 心包内处理右肺下叶肺静脉(3.0 cm Endo-GIA Stapler)(图 5-1-6、图 5-1-7)。

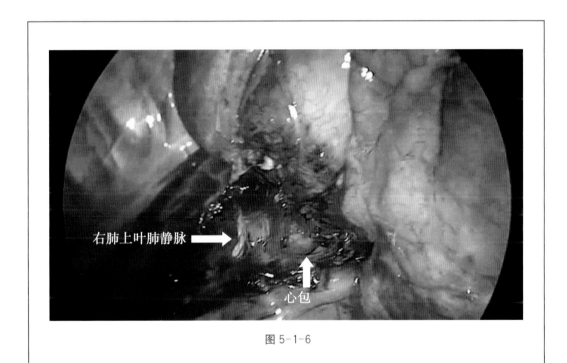

图 5-1-6

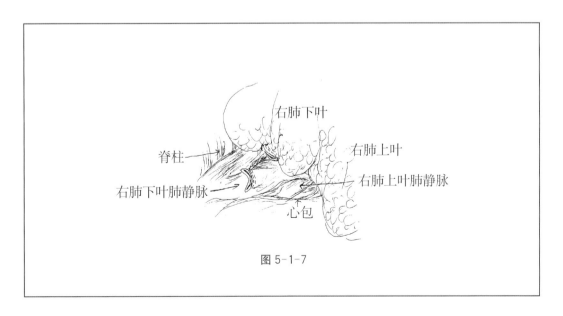

图 5-1-7

3. 心包内处理右肺上叶肺静脉(3.0 cm Endo-GIA Stapler)(图 5-1-8、图 5-1-9)。

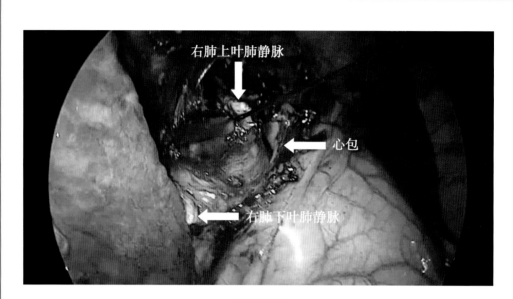

图 5-1-8

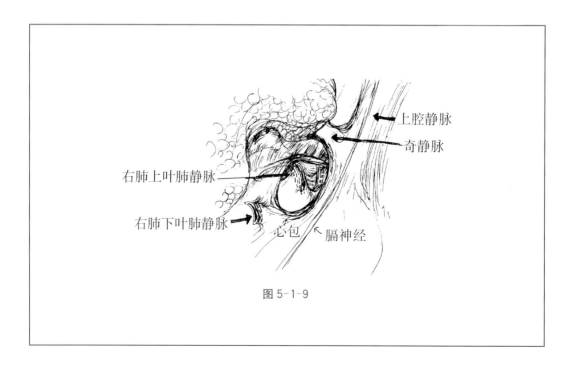

图 5-1-9

4. 处理右主支气管(图 5-1-10、图 5-1-11)。

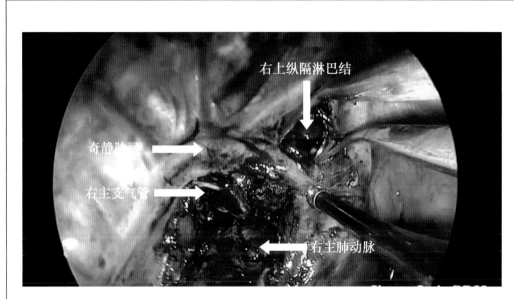

图 5-1-10

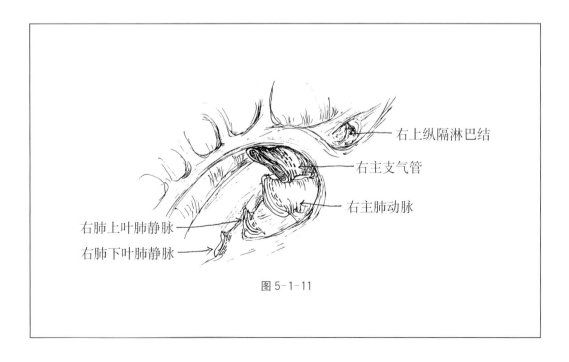

图 5-1-11

第二节　单孔心包内左肺切除

一、病例情况

患者男,64岁,因"左侧胸痛3月"入院。无明显阳性体征。否认既往史及家族遗传病史。相关检查(心电图、胸部CT、肺功能、气管镜等)未见手术禁忌。

行VATS心包内左全肺切除术。

术后病理为低分化鳞癌伴坏死。

胸部CT:左肺上叶支气管阻断,并伴有肺门软组织密度肿块,有分叶,大小约5.6 cm,边缘欠光,内密度不均匀,左肺动脉狭窄(图5-2-1、图5-2-2)。

气管镜:左肺上叶新生物阻塞管腔(图5-2-3)。

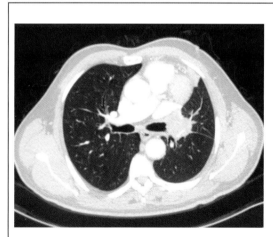

图 5-2-1

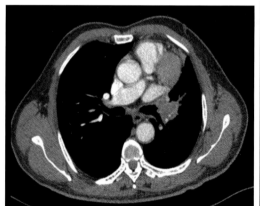

图 5-2-2

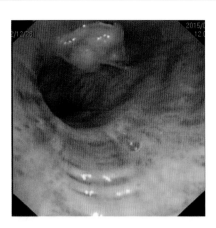

图 5-2-3

二、手术关键步骤

1. 处理左主肺动脉(3.0 cm Endo-GIA Stapler)(图 5-2-4、图 5-2-5)。

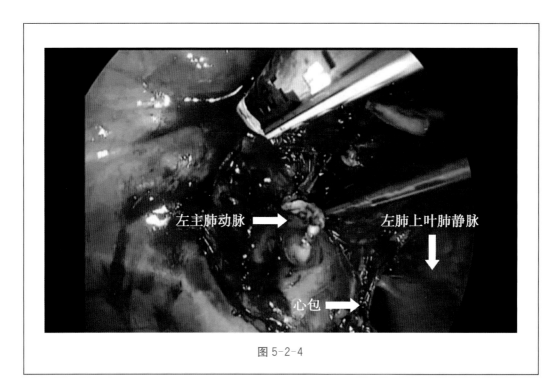

图 5-2-4

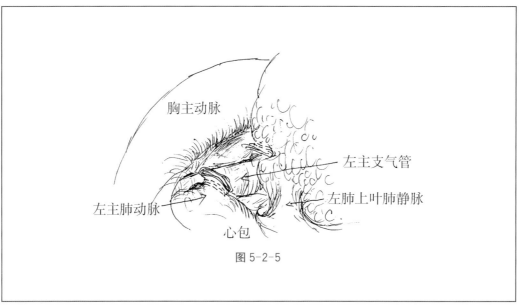

图 5-2-5

2. 处理左肺下叶肺静脉（3.0 cm Endo-GIA Stapler）（图 5-2-6、图 5-2-7）。

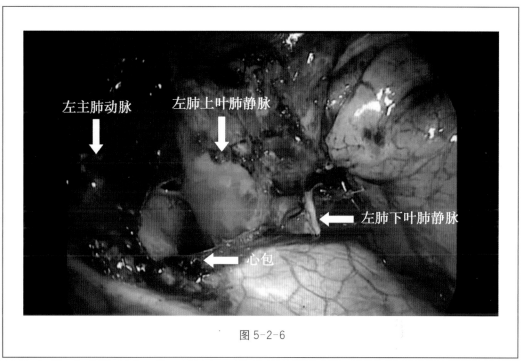

图 5-2-6

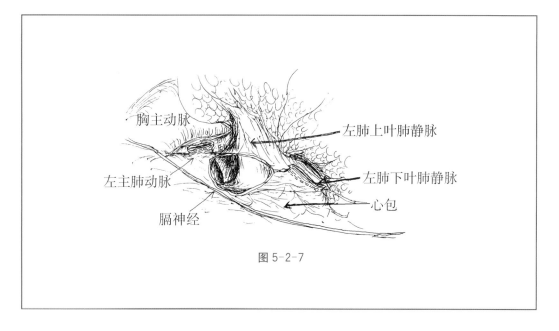

图 5-2-7

3. 打开部分心包,处理左肺上叶肺静脉(3.0 cm Endo-GIA Stapler)(图 5-2-8、图 5-2-9)。

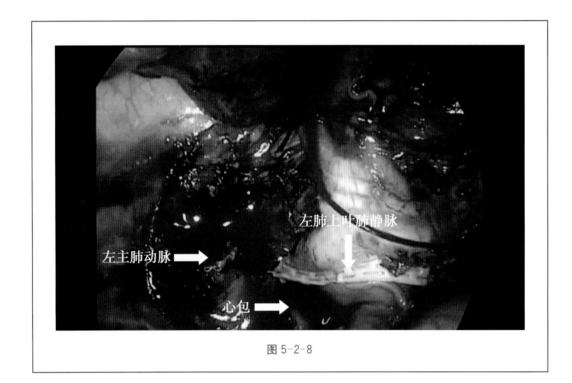

图 5-2-8

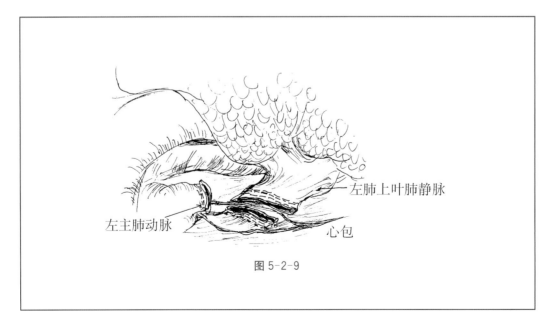

图 5-2-9

4. 处理左主支气管(图 5-2-10、图 5-2-11)。

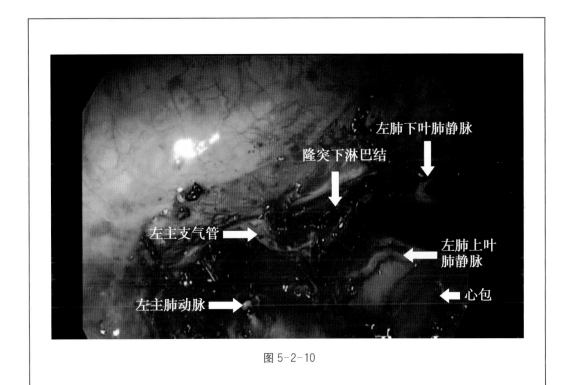

图 5-2-10

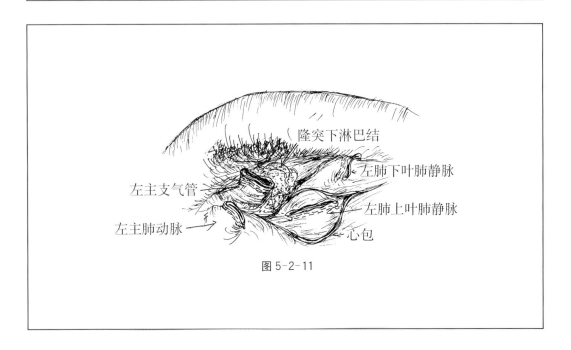

图 5-2-11

第三节　使用残端闭合器的单孔胸腔镜左肺切除

一、病例情况

患者男,60岁,因"间断痰血1月余"入院。无明显阳性体征。否认既往史及家族遗传病史。相关检查(心电图、胸部CT、肺功能、气管镜等)未见手术禁忌。

行使用残端闭合器的单孔胸腔镜左肺切除术。

术后病理为低分化鳞癌。

胸部CT:左肺上叶支气管阻断,左肺门旁见软组织密度结节,病灶周边可见斑片样的模糊影(图5-3-1、图5-3-2)。

气管镜:左肺上叶管腔见新生物完全阻塞管腔,左主支气管下段黏膜高低不平,余各叶段管腔通畅,黏膜光整,未见新生物,未见出血(图5-3-3)。

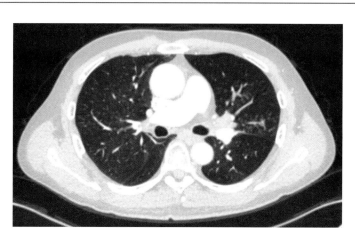

图 5-3-1

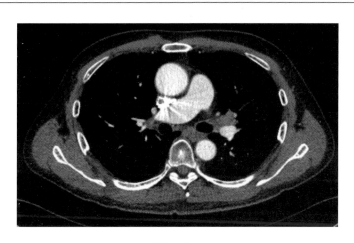

图 5-3-2

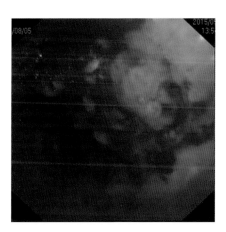

图 5-3-3

二、手术关键步骤

1. 心包内处理左主肺动脉（残端闭合器）（图 5-3-4、图 5-3-5）。

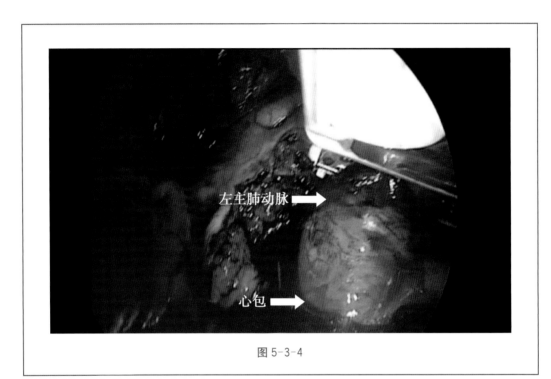

图 5-3-4

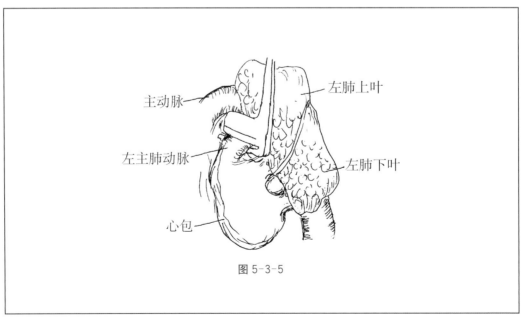

图 5-3-5

2. 处理左肺下叶肺静脉（残端闭合器）（图 5-3-6、图 5-3-7）。

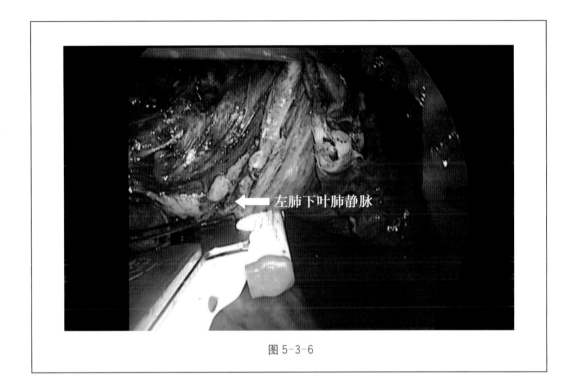

左肺下叶肺静脉

图 5-3-6

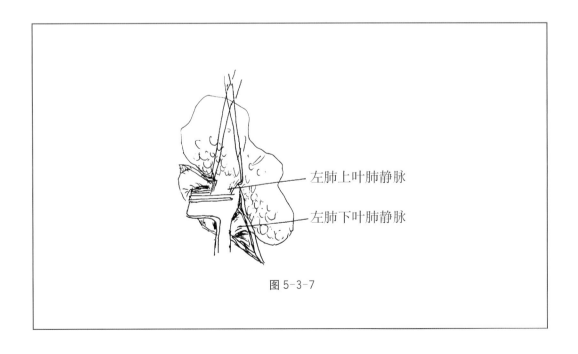

左肺上叶肺静脉

左肺下叶肺静脉

图 5-3-7

3. 处理左主支气管(残端闭合器)(图 5-3-8、图 5-3-9)。

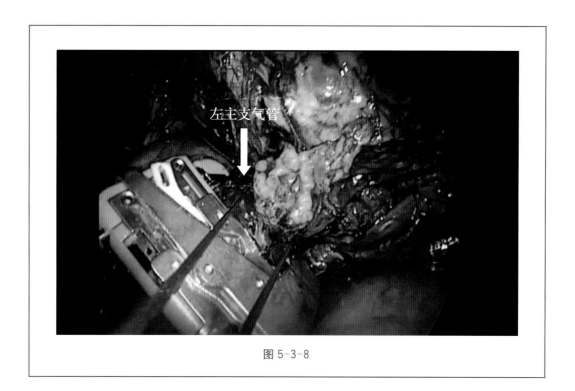

左主支气管

图 5-3-8

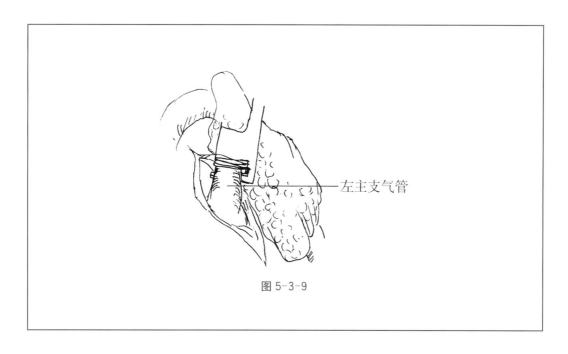

左主支气管

图 5-3-9

第六章
单孔胸腔镜复杂肺段切除术

第一节　全肺切除后胸腔镜右肺上叶前段切除

一、病例情况

患者女,49 岁,因"发现右肺阴影 2 年"入院。患者 4 年前因"咳嗽咳痰近 1 年"就诊,CT 提示:①左肺上叶舌段结节,纵隔肺门部分淋巴结增大;②右肺上叶及左肺散在斑片影,建议治疗后复查。后行"单孔胸腔镜下左肺全切手术",术后病理提示浸润性腺癌,后定期复查。近日 CT 检查提示:①右肺上叶斑片影;②左肺术后改变(图 6-1-1、图 6-1-2)。否认既往史及遗传病史。相关检查(心电图、胸部 CT、肺功能、气管镜等)未见手术禁忌。病变位于右肺上叶前段,行单孔胸腔镜下右肺上叶前段切除术。快速冰冻病理结果提示恶性肿瘤。

术后病理为浸润性腺癌(贴壁型)。

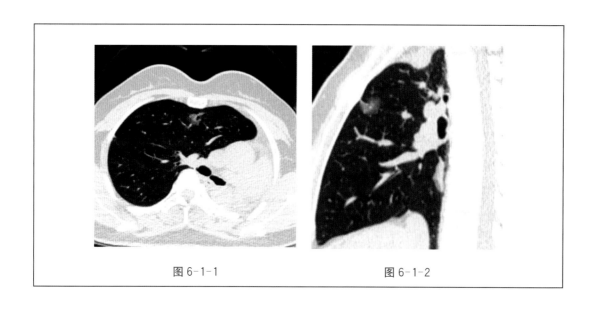

图 6-1-1　　　　　　　　　　图 6-1-2

二、手术关键步骤

1. 左全肺切除术后，右肺疝至左侧，首先经左侧乳头内侧第 3 肋间处做长约 3 cm 单孔，进入右侧胸腔(图 6-1-3)。

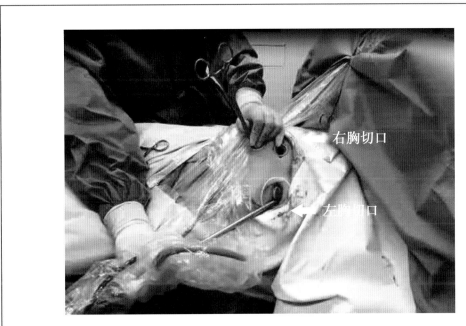

右胸切口

左胸切口

图 6-1-3

2. 分离疝入左侧胸腔的肺(图 6-1-4)。

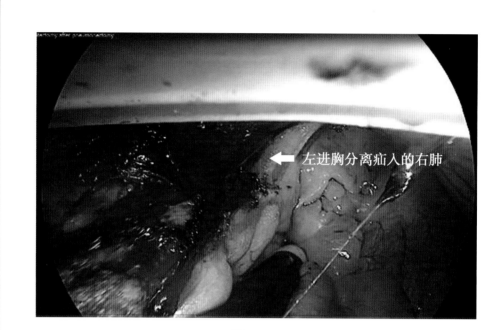

图 6-1-4

3. 打开纵隔胸膜,解剖出上肺静脉,游离出前段静脉 2 支,均予 Covidien 切割缝合器处理(图 6-1-5、图 6-1-6)。

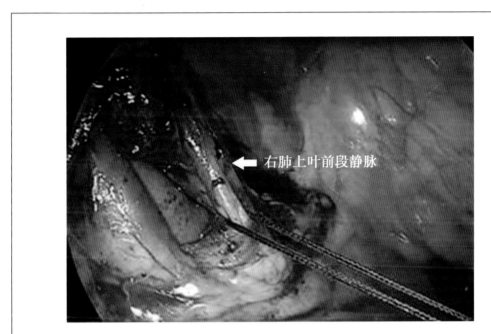

右肺上叶前段静脉

图 6-1-5

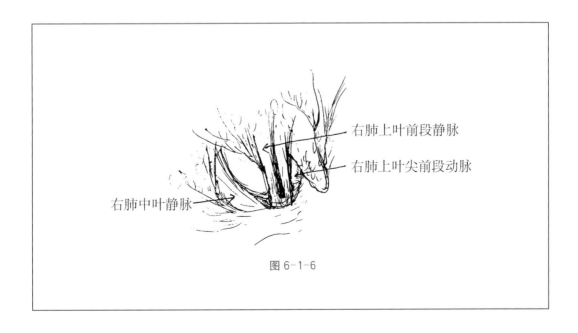

右肺上叶前段静脉

右肺上叶尖前段动脉

右肺中叶静脉

图 6-1-6

4. 游离出前段动脉，予 Covidien 切割缝合器处理(图 6-1-7、图 6-1-8)。

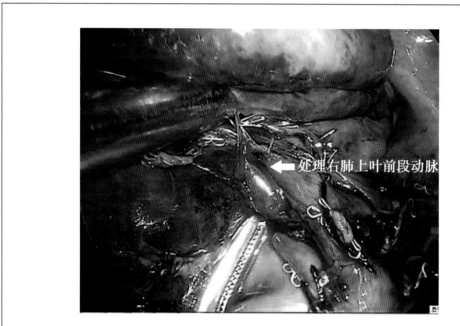

处理右肺上叶前段动脉

图 6-1-7

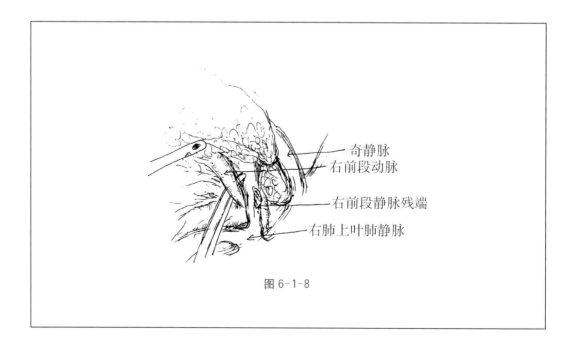

奇静脉
右前段动脉

右前段静脉残端

右肺上叶肺静脉

图 6-1-8

5. 游离出前段支气管，予 Covidien 切割缝合器处理(图 6-1-9、图 6-1-10)。

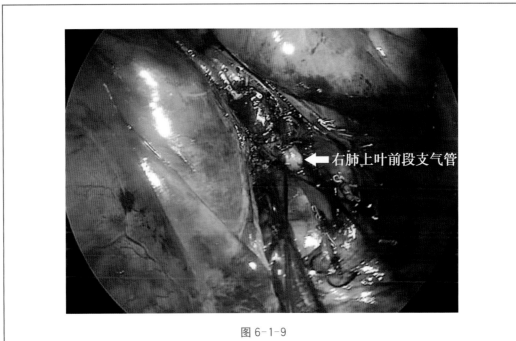

右肺上叶前段支气管

图 6-1-9

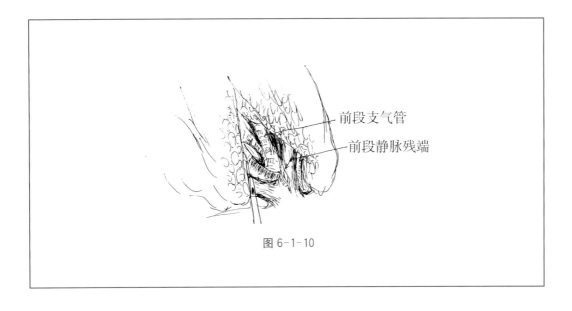

前段支气管
前段静脉残端

图 6-1-10

第二节　单孔右肺 S2＋S3＋S6 三段切除

一、病例情况

患者女,61 岁,因"体检发现右肺多发磨玻璃结节 2 周"入院。无明显体征。否认既往史及家族遗传病史。相关检查(心电图、胸部 CT、肺功能、气管镜等)未见手术禁忌。

行 VATS 右肺前段、后段和背段切除术。

术后病理为:前段结节,浸润性腺癌(贴壁型);后段结节,纤维灶;背段结节,浸润性腺癌(贴壁型)。

胸部 CT:右肺多发磨玻璃结节,位于前段、后段、背段(图 6-2-1、图 6-2-2、图 6-2-3)。

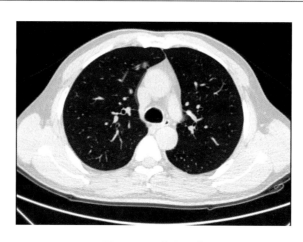

图 6-2-1　前段结节

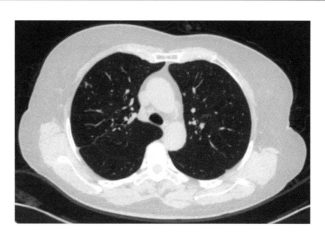

图 6-2-2　后段结节

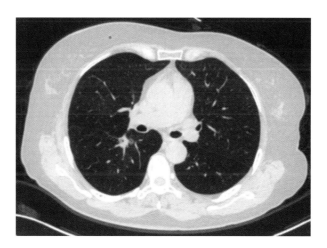

图 6-2-3　背段结节

二、手术关键步骤

1. 打开叶间裂（6.0 cm Endo-GIA Stapler），处理右肺上叶前段、后段肺静脉（3.0 cm Endo-GIA Stapler），右肺上叶前段动脉和右肺上叶后段动脉（结扎＋ligsure）（图6-2-4、图6-2-5）。

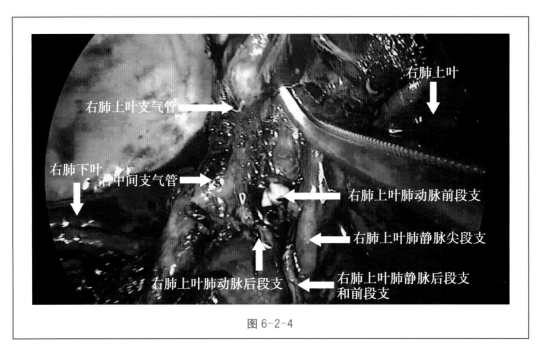

图 6-2-4

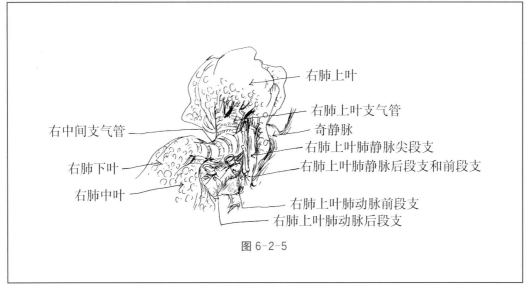

图 6-2-5

2. 处理右肺上叶前段支气管和后段支气管(3.0 cm Endo-GIA Stapler),沿段间裂切除右肺上叶前段和后段（Endo-GIA Stapler）(图 6-2-6、图 6-2-7)。

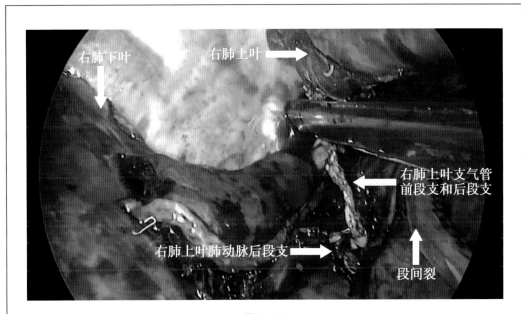

图 6-2-6

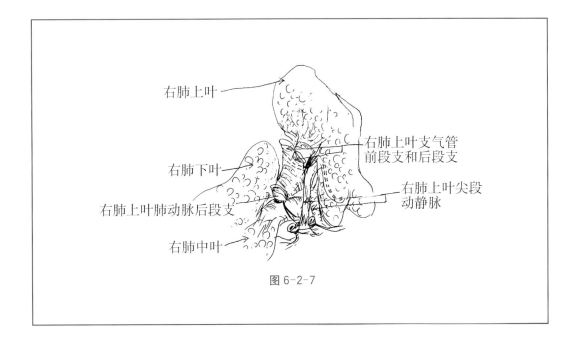

图 6-2-7

第三节　单孔右肺 S6＋S10 双段切除

一、病例情况

患者女，61 岁，因"体检发现右肺下叶阴影 16 月"，随访 16 月病灶无明显变化。无明显体征。否认既往史及家族遗传病史。相关检查（心电图、胸部 CT、肺功能、气管镜等）未见手术禁忌。

行 VATS 右肺下叶背段＋后基底段切除术。

术后病理为微浸润性腺癌。

胸部 CT：右肺下叶背段与后基底段交界处混合性磨玻璃结节（图 6-3-1、图 6-3-2）。

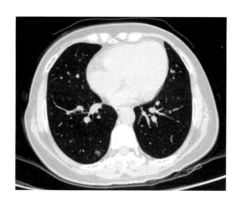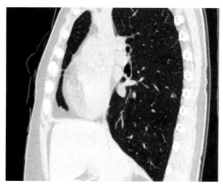

图 6-3-1　　　　　　　　　　图 6-3-2

二、手术关键步骤

1. 于叶间裂先行解剖出右肺下叶背段动脉 1 支,结扎后予 Ligsure 切断(图 6-3-3、图 6-3-4)。

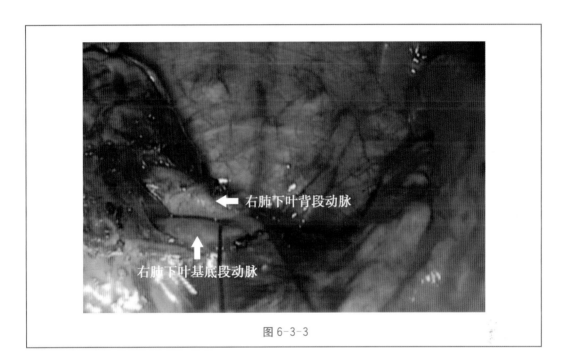

右肺下叶背段动脉

右肺下叶基底段动脉

图 6-3-3

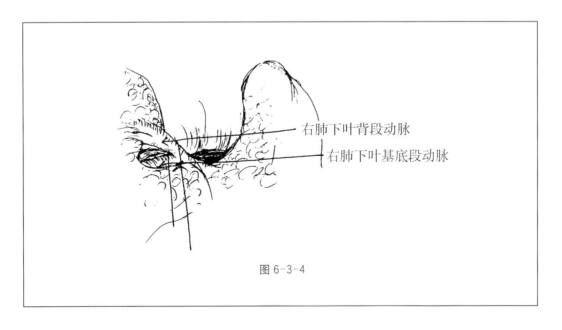

右肺下叶背段动脉

右肺下叶基底段动脉

图 6-3-4

2. 在右肺下叶背段动脉的下方伴行右肺下叶背段支气管，予切割闭合器切断
（3.0 cm Endo-GIA Stapler）（图 6-3-5、图 6-3-6）。

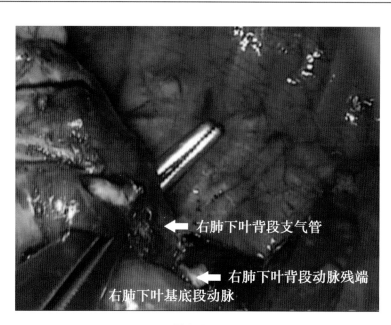

右肺下叶背段支气管

右肺下叶背段动脉残端

右肺下叶基底段动脉

图 6-3-5

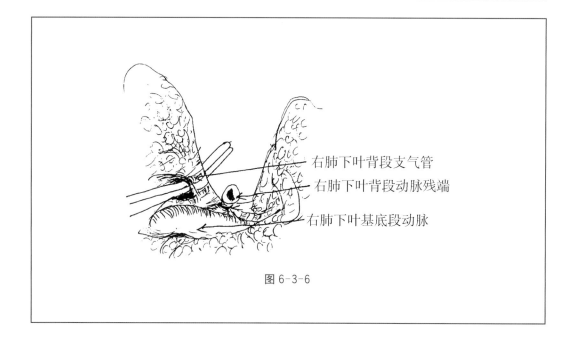

右肺下叶背段支气管

右肺下叶背段动脉残端

右肺下叶基底段动脉

图 6-3-6

3. 游离下肺韧带后,将肺牵向前方,游离出右肺下叶后基底段静脉两支,结扎后予 Ligsure 切断(图 6-3-7、图 6-3-8)。

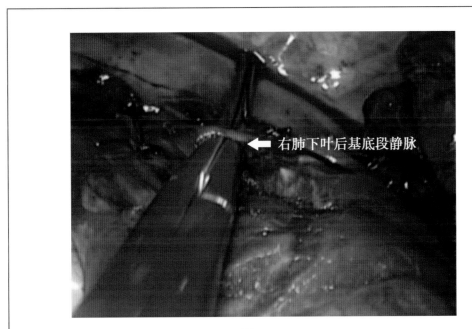

右肺下叶后基底段静脉

图 6-3-7

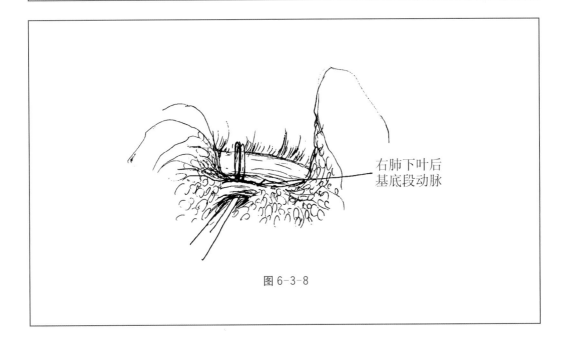

右肺下叶后
基底段动脉

图 6-3-8

4. 沿着背段支气管向远端游离,最靠后方的为右肺下叶后基底段支气管,予切割闭合器切断(3.0 cm Endo-GIA Stapler)(图 6-3-9、图 6-3-10)。

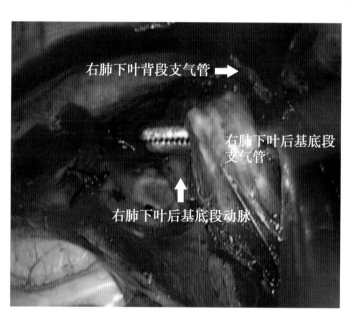

图 6-3-9

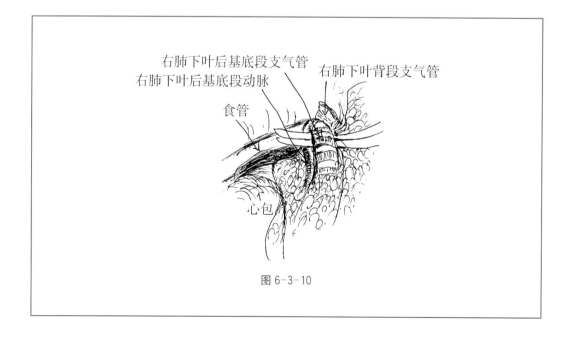

图 6-3-10

第四节　单孔右肺 S2＋S7＋S8＋S9＋S10 段切除

一、病例情况

患者男，65 岁，因"体检发现右肺占位 1 月"入院，无临床症状及明显阳性体征。否认既往史及遗传病史。相关检查(心电图、胸部 CT、肺功能、气管镜等)未见手术禁忌，行 VATS 右肺上叶后段＋右肺下叶基底段切除术。

术后病理为右肺上叶后段浸润性腺癌(腺管型 70％，伴贴壁型 30％)，右肺下叶基底段浸润性腺癌(乳头型)。肿瘤两病灶，考虑双原发。

胸部 CT：右肺上叶后段斑片样影占位(图 6-4-1、图 6-4-2)，右肺下叶基底段结节灶(图 6-4-3、图 6-4-4)。

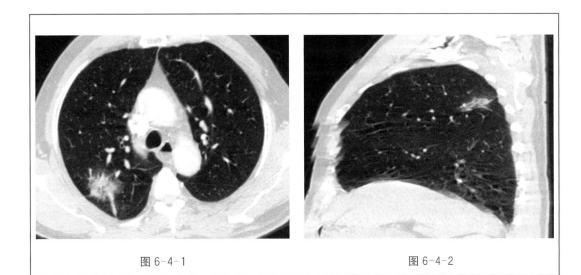

图 6-4-1　　　　　　　　　　　　图 6-4-2

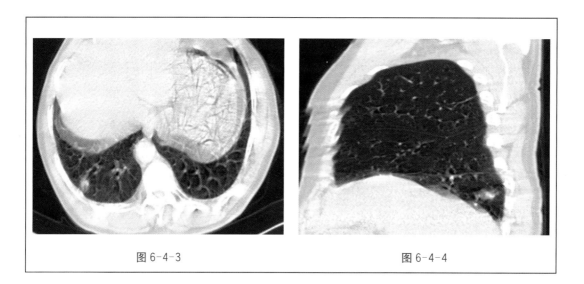

图 6-4-3　　　　　　　　　　　　　　　图 6-4-4

二、手术关键步骤

1. 于叶间裂解剖下肺动脉,完整显露出基底段动脉和背段动脉。游离基底段动脉后予闭合器切断(3.0 cm Endo-GIA Stapler)(图 6-4-5、图 6-4-6)。

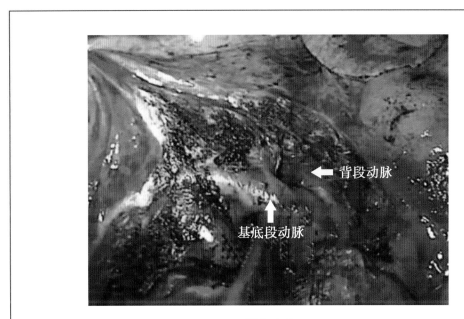

图 6-4-5

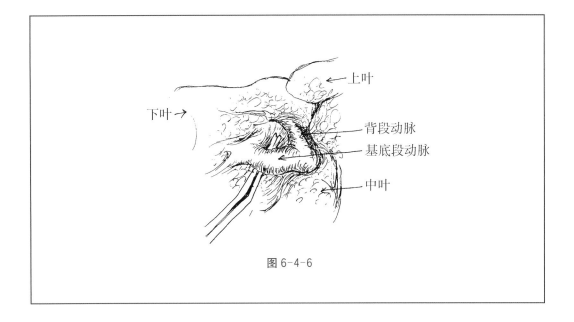

图 6-4-6

2. 基底段动脉下方就是与之伴行的基底段支气管，予切割闭合器切断（4.5 cm Endo-GIA Stapler）（图 6-4-7、图 6-4-8）。

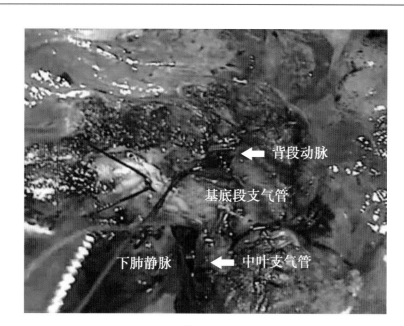

图 6-4-7

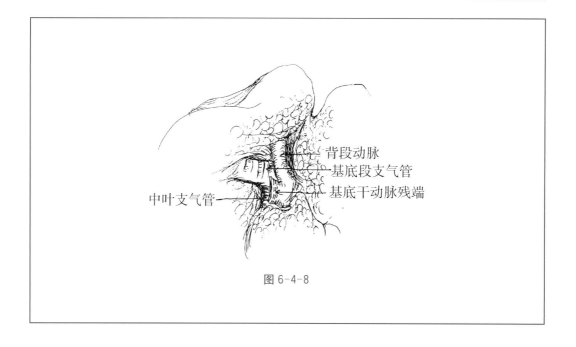

图 6-4-8

3. 将肺向上牵引,暴露下肺静脉,游离出基底段静脉,予切割闭合器切断
(3.0 cm Endo-GIA Stapler)(图 6-4-9、图 6-4-10)。

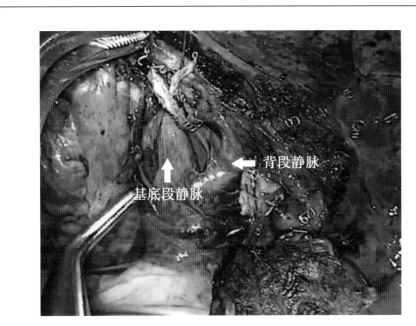

图 6-4-9

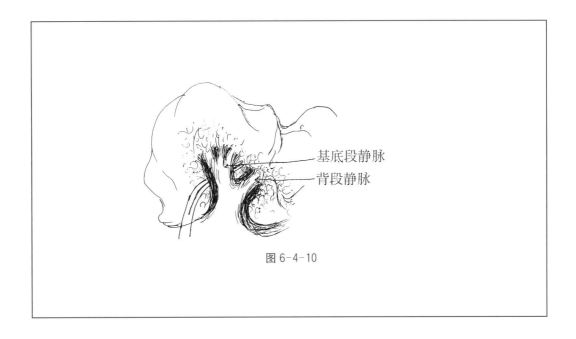

图 6-4-10

4. 打开斜裂后,沿着上叶支气管解剖,游离出后段支气管,予切割闭合器切断(4.5 cm Endo-GIA Stapler)(图 6-4-11、图 6-4-12)。

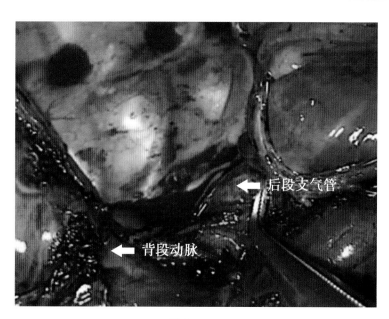

图 6-4-11

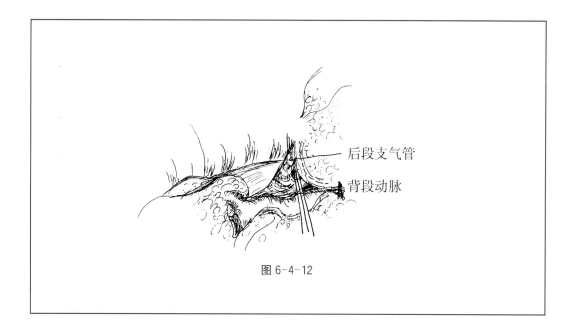

图 6-4-12

第五节　单孔右肺 S3 段切除

一、病例情况

患者男,47 岁,因"体检发现右肺占位 3 天"入院,无临床症状及明显阳性体征。否认既往史及遗传病史。相关检查(心电图、胸部 CT、肺功能、气管镜等)未见手术禁忌,行 VATS 右肺上叶前段切除术。

术后病理为原位腺癌。

胸部 CT:右肺上叶前段小结节影,直径约 6 mm(图 6-5-1、图 6-5-2)。

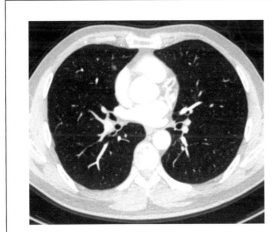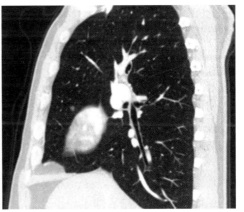

图 6-5-1　　　　　　　　　　　　　图 6-5-2

二、手术关键步骤

1. 将肺牵向后方,解剖肺门,游离出前段静脉 1 支,结扎后予 Ligsure 切断 (图 6-5-3、图 6-5-4)。

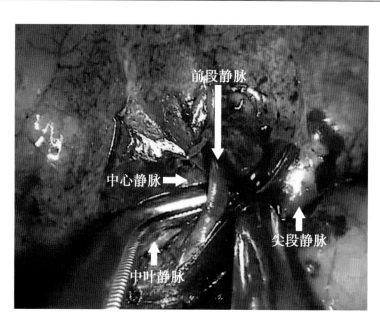

图 6-5-3

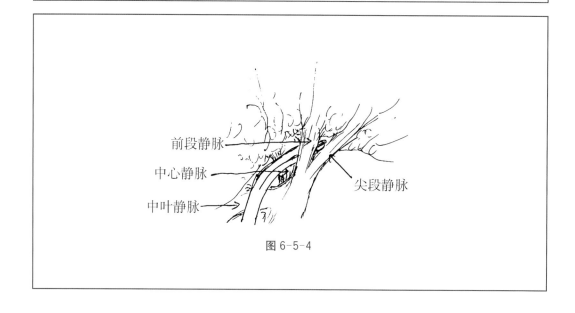

图 6-5-4

2. 在静脉的后方,尖段静脉的下后方游离出前段动脉,结扎后予 Ligsure 切断
(图 6-5-5、图 6-5-6)。

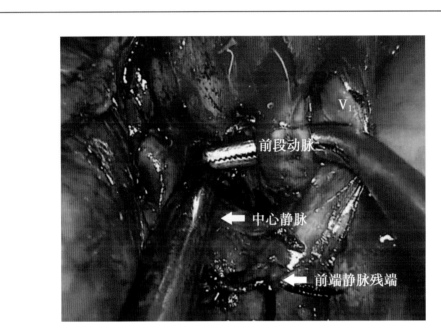

图 6-5-5

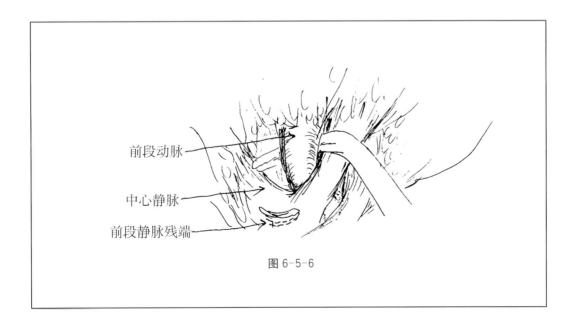

图 6-5-6

3. 前段动脉的后方便是与之伴行的上叶前段支气管,游离后予切割闭合器切断(4.5 cm Endo-GIA Stapler)(图 6-5-7、图 6-5-8)。

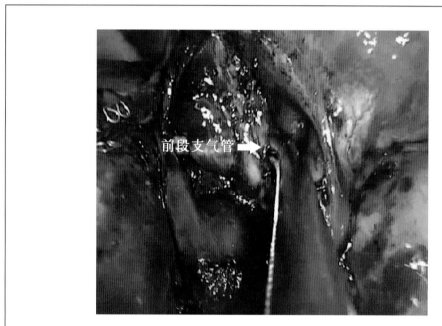

图 6-5-7

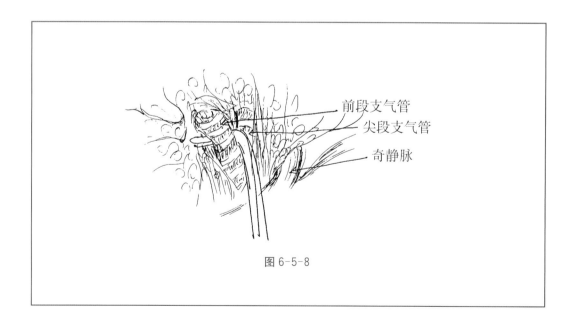

图 6-5-8

第六节　单孔右肺 S2＋S6 双段切除

一、病例情况

患者男,67 岁,因"体检发现右肺 GGO 1 周"入院,无临床症状及明显阳性体征。否认既往史及遗传病史。相关检查(心电图、胸部 CT、肺功能、气管镜等)未见手术禁忌,行 VATS 右肺上叶后段＋右肺下叶背段切除术。

术后病理为右肺上叶浸润性腺癌(贴壁型为主),右肺下叶原位腺癌。

胸部 CT:右肺上叶后段及右肺下叶背段结节(图 6-6-1、图 6-6-2、图 6-6-3、图 6-6-4)。

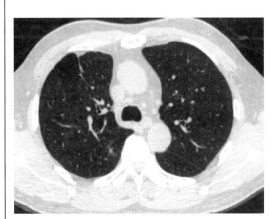

图 6-6-1

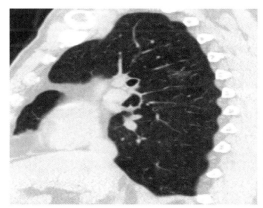

图 6-6-2

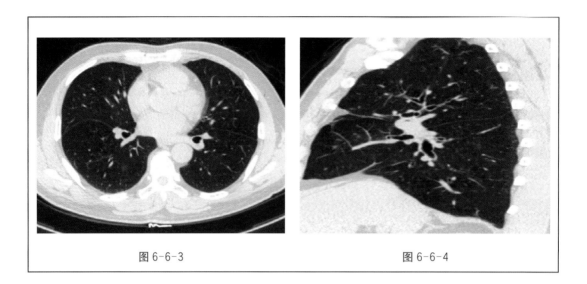

图 6-6-3   图 6-6-4

二、手术关键步骤

1. 打开斜裂并结扎处理背段动脉后,于下方游离出下叶背段支气管,予切割闭合器切断(4.5 cm Endo-GIA Stapler)(图 6-6-5、图 6-6-6)。

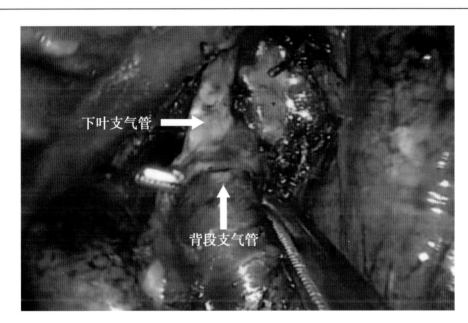

图 6-6-5

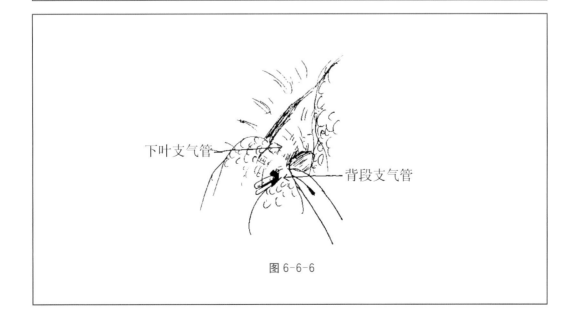

图 6-6-6

2. 用隧道法沿着肺段平面,先行切除下叶背段,然后将切除的背段和上叶后段整块切除(图 6-6-7、图 6-6-8)。

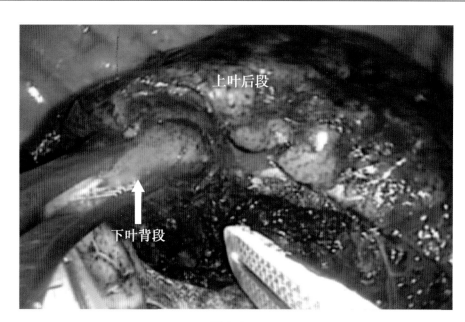

图 6-6-7

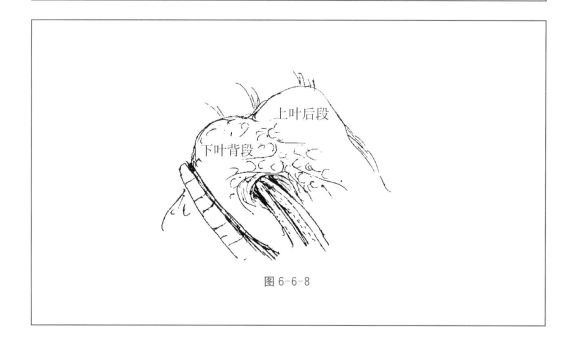

图 6-6-8

3. 沿着打开的斜裂解剖出上叶后升支动脉,发现后升支动脉与下叶背段动脉共干,结扎后予 Ligsure 切断(图 6-6-9、图 6-6-10)。

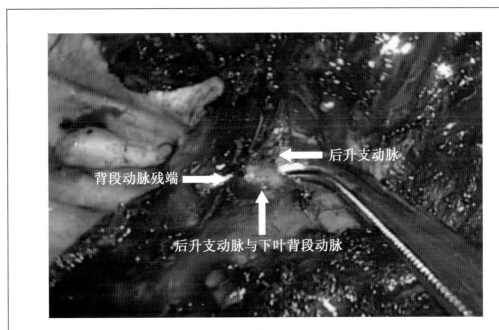

后升支动脉

背段动脉残端

后升支动脉与下叶背段动脉

图 6-6-9

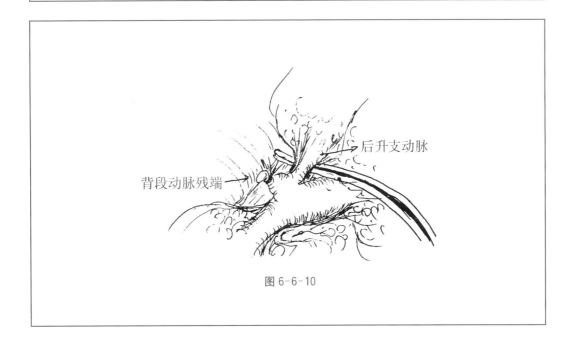

后升支动脉

背段动脉残端

图 6-6-10

4. 将上肺牵向前上方,解剖出上叶后段支气管,予切割闭合器切断(4.5 cm Endo-GIA Stapler)(图 6-6-11、图 6-6-12)。

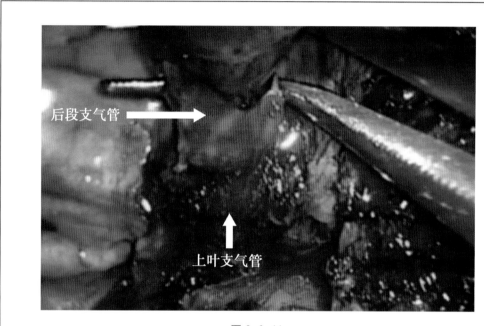

后段支气管 →

↑
上叶支气管

图 6-6-11

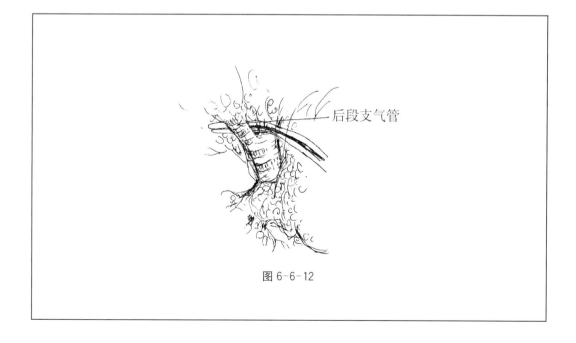

后段支气管

图 6-6-12

第七节　单孔右肺 **S10** 段切除

一、病例情况

患者女,68 岁,因"体检发现右肺下叶结节 1 月"入院,无明显阳性体征。否认既往史及家族遗传病史。相关检查(心电图、胸部 CT、肺功能、气管镜等)未见手术禁忌。

行 VATS 右肺下叶后基底段切除术。

术后病理为浸润性腺癌伴纤维组织增生(贴壁型为主)。

胸部 CT:右肺下叶后基底段混合性磨玻璃结节(图 6-7-1、图 6-7-2)。

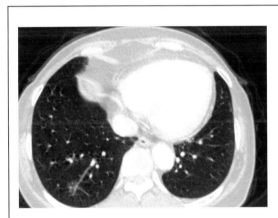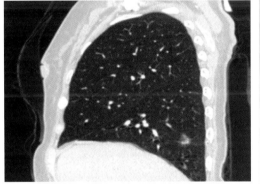

图 6-7-1　　　　　　　　　　　　　　　　图 6-7-2

二、手术关键步骤

1. 游离下肺韧带后,先行处理右肺下叶后基底段静脉 1 支(3.0 cm Endo-GIA Stapler)(图 6-7-3、图 6-7-4)。

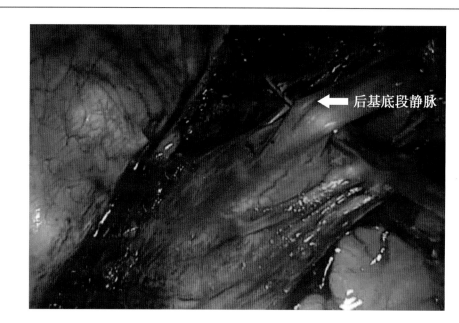

图 6-7-3

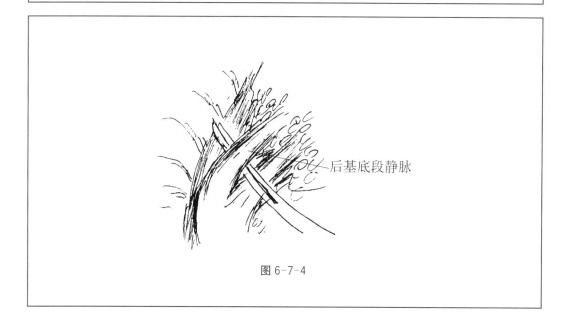

图 6-7-4

2. 在静脉的内侧游离出下肺后基底段支气管，予切割闭合器切断（4.5 cm Endo-GIA Stapler）（图 6-7-5、图 6-7-6）。

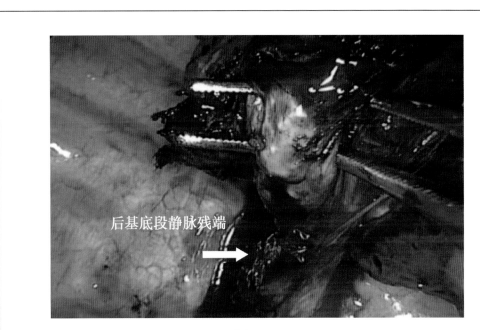

后基底段静脉残端

图 6-7-5

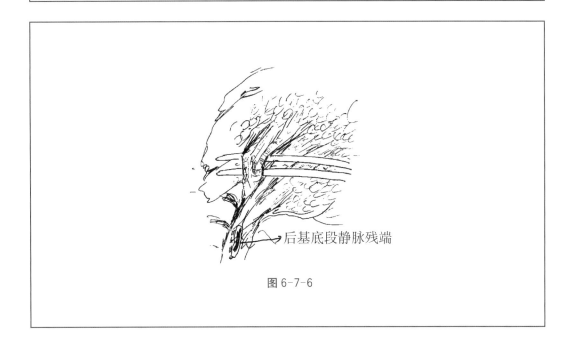

后基底段静脉残端

图 6-7-6

3. 后基底段支气管的内上方可见后基底段动脉,结扎后予 Ligsure 切断(图
6-7-7、图 6-7-8)。

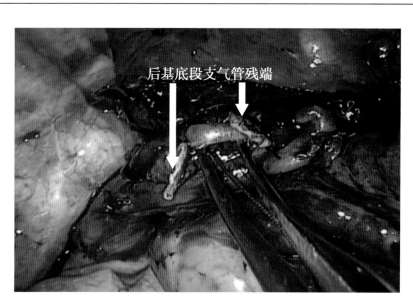

后基底段支气管残端

图 6-7-7

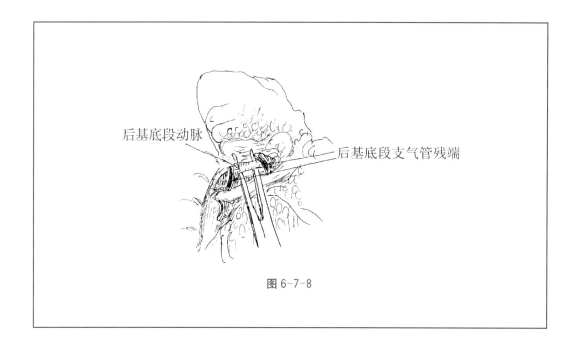

后基底段动脉

后基底段支气管残端

图 6-7-8

第八节　单孔左肺 **S2＋S3** 段切除①

一、病例情况

患者女,49岁,因"体检发现左上肺占位1周"入院,无临床症状及明显阳性体征。否认既往史及遗传病史。相关检查(心电图、胸部CT、肺功能、气管镜等)未见手术禁忌,病变位于左肺上叶前后段交界部位,行VATS左肺上叶前段＋后段切除术。

术后病理为原位腺癌。

胸部CT:左肺上叶前段与后段交界处磨玻璃样结节影,直径约5.5 mm,纵隔未见淋巴结肿大(图6-8-1、图6-8-2)。

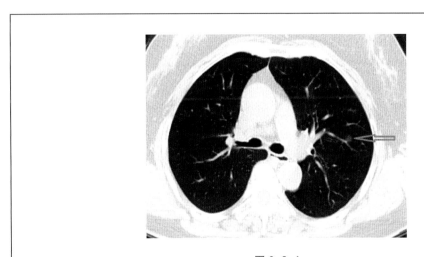

图 6-8-1

---

① 肺段切除术是较肺叶切除术更小切除单位的手术,此种手术不仅能彻底地切除病灶、减少创伤,而且能最大限度地保留有功能的肺组织,对肺功能影响甚微,特别适合年龄大、体质弱或肺功能低下的患者。肺段是组成肺叶的一个解剖单位,虽有其固有的支气管、肺动脉和肺静脉,但段与段之间肺组织是相连的,并无解剖学上的分离面,因此肺段的切除技术比较复杂,要求较高。

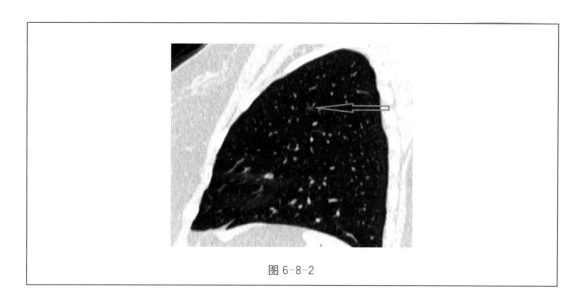

图 6-8-2

二、手术关键步骤

1. 游离出前段及后段静脉，予切割闭合器切断，注意保留尖段及舌段静脉（3.0 cm Endo-GIA Stapler）（图 6-8-3、图 6-8-4）。

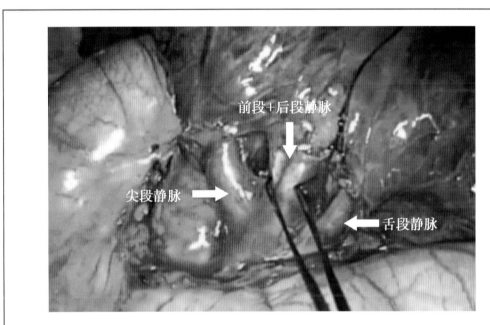

图 6-8-3

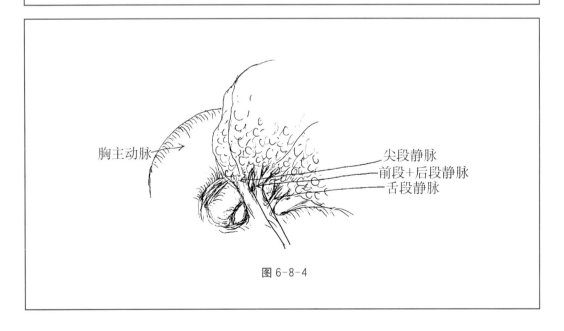

图 6-8-4

2. 在叶间裂处沿着肺动脉主干寻找后段动脉,结扎后予 Ligsure 切断（图 6-8-5、图 6-8-6）。

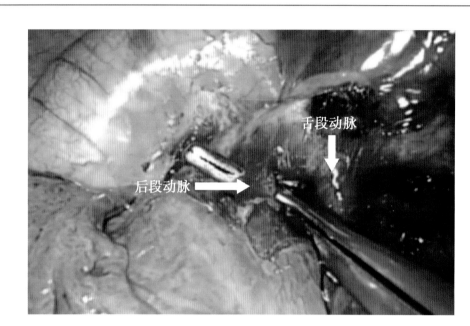

图 6-8-5

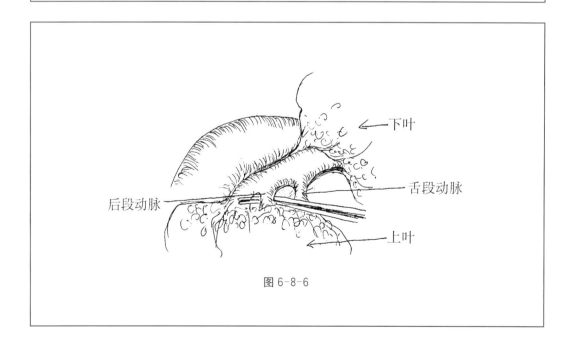

图 6-8-6

3. 沿着尖段动脉与舌段动脉之间、固有段支气管及舌段支气管之间打开肺裂后,游离出前段及后段支气管,一并处理后切断(3.0 cm Endo-GIA Stapler)(图6-8-7、图6-8-8)。

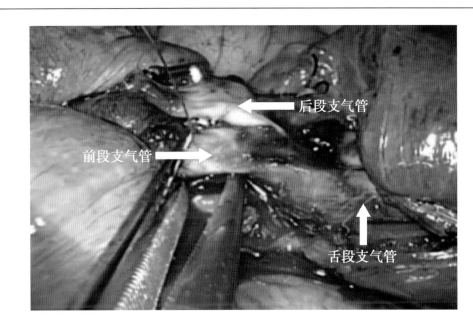

图 6-8-7

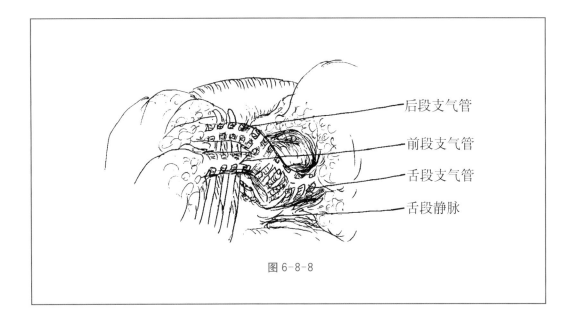

图 6-8-8

4. 尖段动脉的前下方为前段动脉，游离后结扎，予 Ligsure 切断（图 6-8-9、图 6-8-10）。

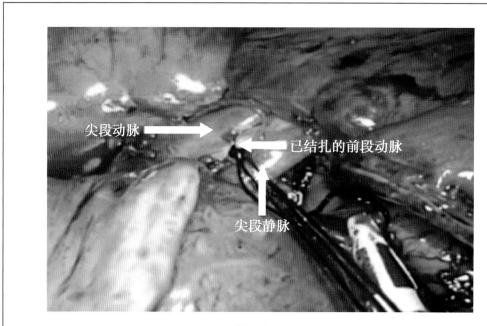

图 6-8-9

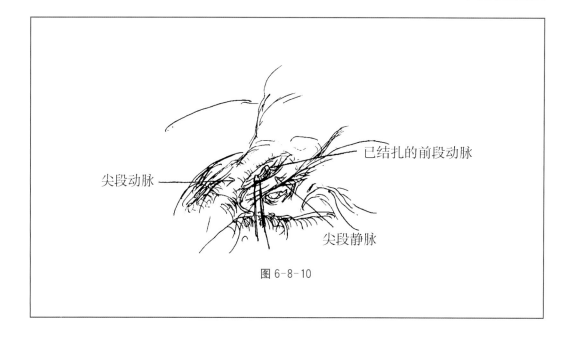

图 6-8-10

第九节　单孔左肺 S10 段切除

一、病例情况

患者男,59 岁,因"发现左肺结节并增大 6 月"入院,随访 6 月,病灶从0.5 cm 增大至 0.8 cm。无明显阳性体征。否认既往史及家族遗传病史。相关检查(心电图、胸部 CT、肺功能、气管镜等)未见手术禁忌。

行 VATS 左肺下叶后基底段切除术。

术后病理为微浸润性腺癌。

胸部 CT:左肺下叶后基底段磨玻璃结节(图 6-9-1、图 6-9-2)。

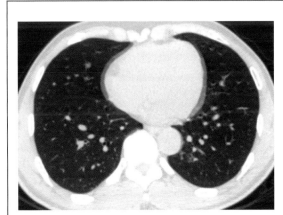 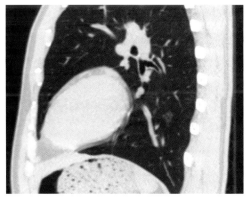

图 6-9-1　　　　　　　　　　　　　　　　图 6-9-2

二、手术关键步骤

1. 游离下肺韧带后暴露下肺静脉,游离出靠近下后方的后基底段静脉,予切割闭合器切断(3.0 cm Endo-GIA Stapler)(图6-9-3、图6-9-4)。

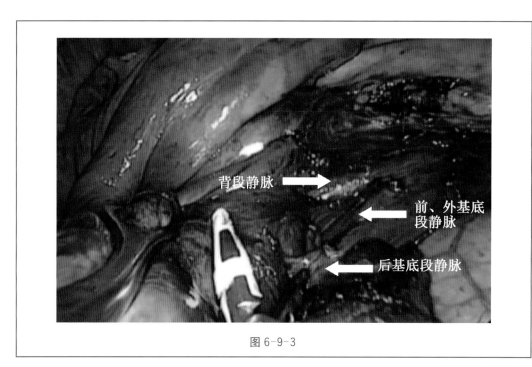

背段静脉
前、外基底段静脉
后基底段静脉

图 6-9-3

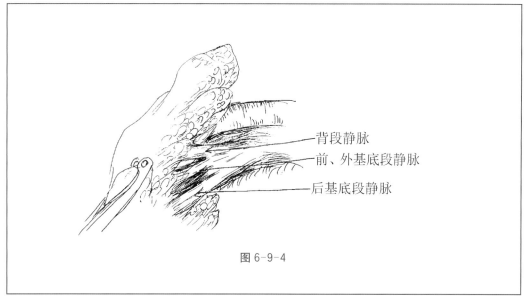

背段静脉
前、外基底段静脉
后基底段静脉

图 6-9-4

2. 在静脉内上方游离出后基底段支气管，予切割闭合器切断（3.0 cm Endo-GIA Stapler）（图 6-9-5、图 6-9-6）。

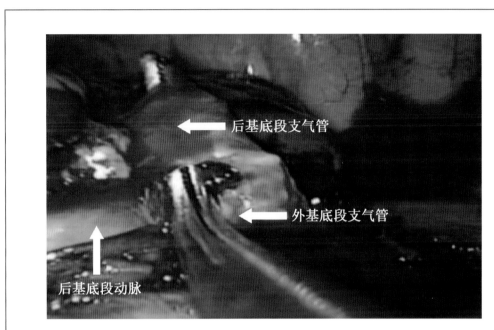

图 6-9-5

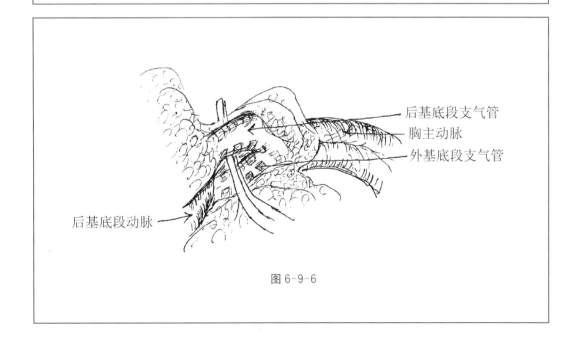

图 6-9-6

3. 游离出支气管上方伴行的后基底段动脉,结扎后予 Ligsure 切断(图 6-9-7、图 6-9-8)。

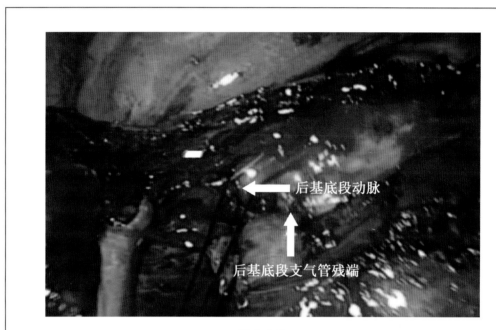

后基底段动脉

后基底段支气管残端

图 6-9-7

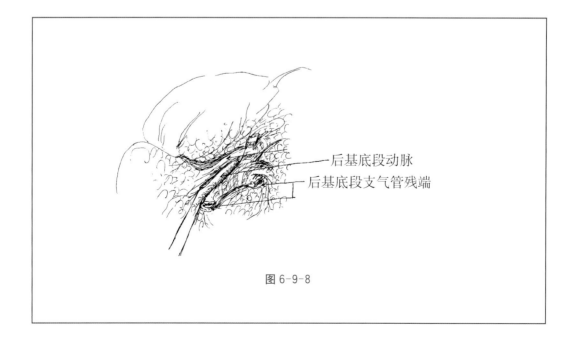

后基底段动脉
后基底段支气管残端

图 6-9-8

第十节　单孔左肺 S6＋S10 段切除

一、病例情况

患者女,62 岁,因"体检发现左肺下叶阴影 3 月"入院。无明显阳性体征。否认既往史及家族遗传病史。相关检查(心电图、胸部 CT、肺功能、气管镜等)未见手术禁忌。

行 VATS 左肺下叶背段＋后基底段切除术。

术后病理为浸润性腺癌(乳头型为主,伴腺管型)。

胸部 CT:左肺下叶背段与后基底段交界处实性结节(图 6-10-1、图 6-10-2)。

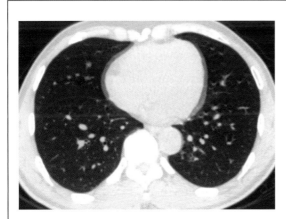 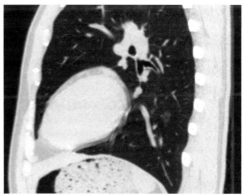

图 6-10-1　　　　　　　　　　　　图 6-10-2

二、手术关键步骤

1. 于叶间裂先行解剖出下叶背段动脉 1 支,结扎后予 Ligsure 切断(图 6-10-3、图 6-10-4)。

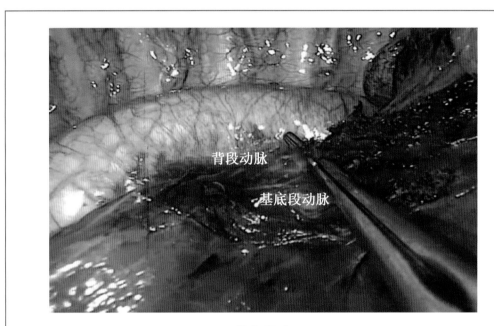

图 6-10-3

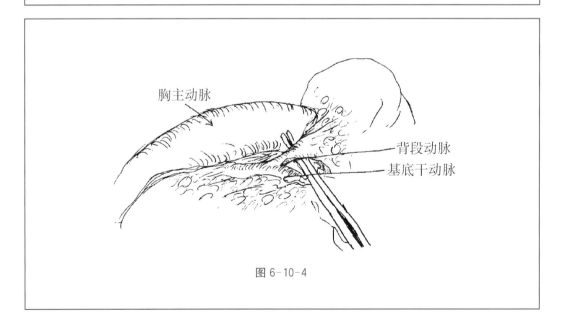

图 6-10-4

2. 游离出动脉下方伴行的下叶背段支气管,予切割闭合器切断(图 6-10-5、图 6-10-6)。

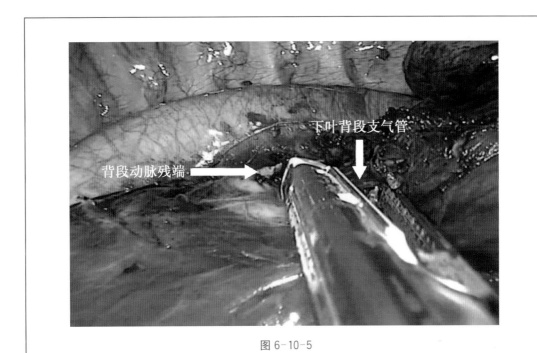

下叶背段支气管

背段动脉残端

图 6-10-5

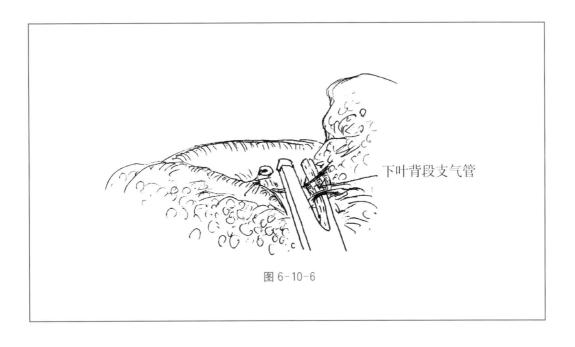

下叶背段支气管

图 6-10-6

3. 结扎并予 Ligsure 处理掉背段静脉后,沿基底段动脉向远段解剖,游离出后基底段动脉,结扎后予 Ligsure 切断(图 6-10-7、图 6-10-8)。

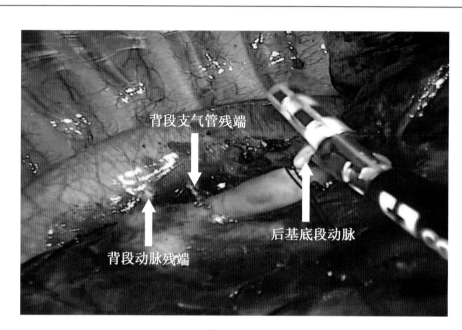

图 6-10-7

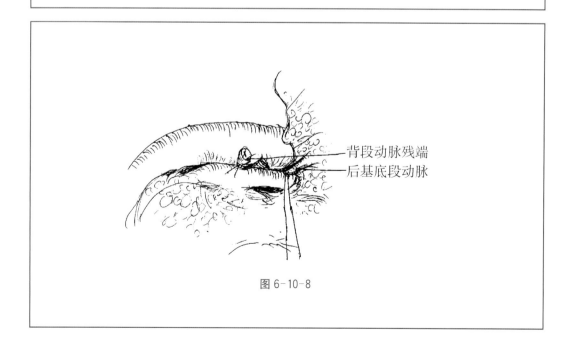

图 6-10-8

4.游离出后基底段动脉下方伴行的后基底段支气管,予切割闭合器切断
(3.0 cm Endo-GIA Stapler)(图 6-10-9、图 6-10-10)。

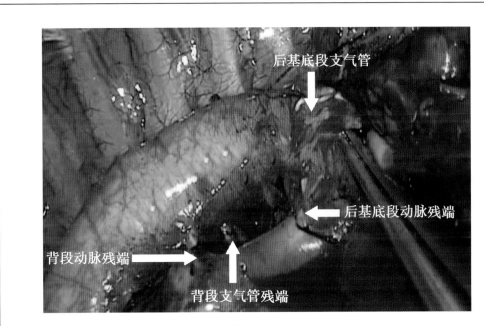

图 6-10-9

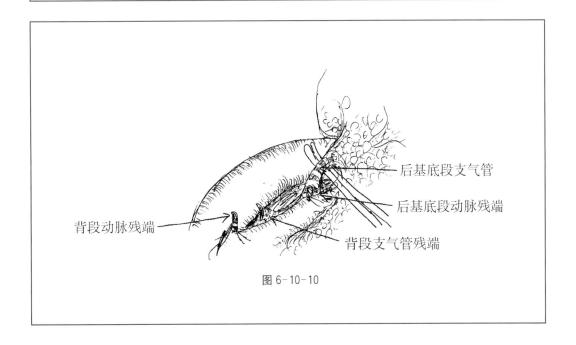

图 6-10-10

参 考 文 献

[1] Migliore M. Efficacy and safety of single-trocar technique for minimally invasive surgery of the chest in the treatment of noncomplex pleural disease[J]. J Thorac Cardiovasc Surg, 2003, 126: 1618-1623.

[2] Rocco G, Martucci N, La Manna C, et al. Ten-Year Experience on 644 Patients Undergoing Single-Port (Uniportal) Video-Assisted Thoracoscopic Surgery[J]. The Annals of Thoracic Surgery, 2013, 96(2): 434-438.

[3] Gonzalez D, Mercedes D L T, Paradela M, et al. Video-assisted thoracic surgery lobectomy: 3-year initial experience with 200 cases[J]. European Journal of Cardio-Thoracic Surgery, 2011, 40(1): e21-e28.

[4] Gonzalez D, Paradela M, Garcia J, et al. Single-port video-assisted thoracoscopic lobectomy[J]. Interactive Cardiovascular & Thoracic Surgery, 2012, 13(5): 539.

[5] Wu C F, Diego G R, Wen C T, et al. Single-port video-assisted thoracoscopic mediastinal tumour resection[J]. Interactive CardioVascular and Thoracic Surgery, 2015, 21(5): 644-649.

[6] Gonzalez-Rivas D, Yang Y, Stupnik T, et al. Uniportal video-assisted thoracoscopic bronchovascular, tracheal and carinal sleeve resections[J]. European Journal of Cardio-Thoracic Surgery, 2016, 49(Suppl 1): i6-i16.

[7] Gonzalez-Rivas D, Torre M, Fernandez R, et al. Single-incision video-assisted thoracoscopic right pneumonectomy[J]. Surgical Endoscopy, 2012, 26(7): 2078-2079.

[8] Gonzalez-Rivas D, Delgado M, Fieira E, et al. Uniportal video-assisted thoracoscopic pneumonectomy[J]. Journal of Thoracic Disease, 2013, 5(Suppl 3): S246-S252.

[9] Salati M, Brunelli A, Xiume F, et al. Uniportal video-assisted thoracic surgery for primary spontaneous pneumothorax: clinical and economic analysis in comparison to the traditional approach[J]. Interactive Cardio Vascular and Thoracic Surgery, 2008, 7(1): 63-66.

[10] Jutley R S, Khalil M W, Rocco G. Uniportal vs standard three-port VATS technique for spontaneous pneumothorax: comparison of post-operative pain and

residual paraesthesia[J]. European Journal of Cardio-Thoracic Surgery，2005，28(1)：43-46.

[11] Uniportal versus biportal video-assisted thoracoscopic sympathectomy for palmar hyperhidrosis[J]. 中华医学杂志(英文版)，2009，122(13)：1525-1528.

[12] Jutley R S，Cooper G，Rocco G . Extending video-assisted thoracoscopic surgery for trauma：The uniportal approach[J]. J Thorac Cardiovasc Surg，2006，131(6)：1424.

[13] 柴立勋，冯云，白晓鸣. 单操作孔胸腔镜手术治疗胸腺疾病的初步报道[J]. 中华腔镜外科杂志(电子版)，2011，4(2)：8-10.

[14] Shetty S，Brenes R A，Panait L，et al. Video assisted thoracoscopic resection of a posterior mediastinal Castleman's tumor[J]. J Cardiothorac Surg，2011，6：113.

[15] Gonzalez-Rivas D，Delgado M，Fieira E，et al. Left lower sleeve lobectomy by uniportal video-assisted thoracoscopic approach[J]. Interactive Cardio Vascular and Thoracic Surgery，2014，18(2)：237-239.

[16] 张瑞杰，蔡奕欣，张霓，等. 3 cm 单孔胸腔镜在解剖性肺段切除术中的应用[J]. 中国微创外科杂志，2016(1)：50-52，56.

[17] 林宗武，奚俊杰，蒋伟，等. 无抓持整块纵隔淋巴结清扫在单孔胸腔镜肺癌手术中的应用[J]. 中华胸心血管外科杂志，2015，31(11)：645-648.

[18] Brunelli A，Xiume F，Refai M，et al. Bilateral staged uniportal VATS for synchronous lung cancers[J]. Interact Cardiovasc Thorac Surg，2006，5(5)：658-659.

[19] Rocco G. Uniportal VATS for mediastinal nodal diagnosis and staging[J]. Interactive Cardio Vascular and Thoracic Surgery，2006，5(4)：430-432.

[20] Tander B，Ustun L，Ariturk E，et al. Balloon-assisted single-port thoracoscopic debriment in children with thoracic empyema[J]. Journal of Laparoendoscopic & Advanced Surgical Techniques，2007，17(4)：504-508.

[21] 梁明强，朱勇，郑炜，等. 单孔胸腔镜食管平滑肌瘤摘除术 1 例[J]. 中华胸心血管外科杂志，2015，31(1)：49.

[22] Rocco G，Rocca A L，Manna C L，et al. Uniportal video-assisted thoracoscopic surgery pericardial window[J]. Journal of Thoracic & Cardiovascular Surgery，2006，131(4)：921-922.

[23] Park J S，Yang H C，Kim H K，et al. Sleeve Lobectomy as an Alternative Procedure to Pneumonectomy for Non-small Cell Lung Cancer[J]. Journal of

Thoracic Oncology, 2010, 5(4): 517-520.

[24] Santambrogio L, Cioffi U, De Simone M, et al. Video-Assisted Sleeve Lobectomy for Mucoepidermoid Carcinoma of the Left Lower Lobar Bronchus[J]. Chest, 2002, 121(2): 635-636.

[25] Paulson D L, Shaw R R. Preservation of lung tissue by means of bronchoplastic procedures[J]. The American Journal of Surgery, 1955, 89(2): 347-355.

[26] Lococo F, Cesario A, Cusumano G, et al. Sleeve Lobectomy for NSCLC Treatment: A Simple Surgical Choice or a Mandatory Need in High-Risk Patients? [J]. The Thoracic and Cardiovascular Surgeon, 2012, 60(2): 177-178.

[27] Hong-Kyu L, Hee-Sung L, Kun-Il K, et al. Outcomes of Sleeve Lobectomy versus Pneumonectomy for Lung Cancer[J]. Korean Journal of Thoracic & Cardiovascular Surgery, 2011, 44(6): 413-417.

[28] Gonzalez-Rivas D, Delgado M, Fieira E, et al. Double sleeve uniportal video-assisted thoracoscopic lobectomy for non-small cell lung cancer [J]. Ann Cardiothorac Surg, 2014, 3(2): E2.

[29] Lyscov A, Obukhova T, Ryabova V, et al. Double-sleeve and carinal resections using the uniportal VATS technique: a single centre experience.[J]. Journal of Thoracic Disease, 2016, 8(Suppl 3): S235-S241.

后　记

　　《胸部微创手术——复杂胸腔镜手术视频图谱》一书的问世,可以说实现了笔者的一个夙愿。

　　笔者从事胸外科临床工作的这十多年,正是胸外科尤其是肺外科快速变化的十多年,早期筛查大幅普及,疾病谱深刻变化,手术理念微创化,以及在此基础上手术方式的多样化,伴随而来的是学术热点的持续涌现和学术交流的欣欣向荣,而单孔胸腔镜无疑是过去十年中胸外科界里程碑式的创新,也是追捧与质疑并存的"显学"。

　　单孔胸腔镜的诞生和发展,实际上给胸外科学科提出了一个问题:极致的切口,满意的肿瘤学效果,患者肺功能最大限度的保留和行业内的广泛采用,这四者能否达到完美的统一?

　　编者近年来专注研究单孔胸腔镜的临床应用和推广工作,在探索的过程中逐步接近这个问题的答案。正所谓"打铁还需自身硬",编者团队不仅将单孔胸腔镜作为手术的标准入路,总结和提炼了单孔胸腔镜的手术操作、器械选择、扶镜技巧等,还逐步构建了自成体系的一套单孔胸腔镜"世界观"和"方法论",这一点读者从本书中一系列创新术语可见一斑。同时,团队从没有停下为单孔胸腔镜"开疆拓土"的脚步,从复杂肺段切除、袖式肺段切除到双袖式切除,甚至气管肿瘤切除,这些国内外顶尖期刊报道的成果,一次次拓宽了单孔胸腔镜的适应证,一定程度上也给了计划开展单孔术式的单位和团队以信心。

　　笔者与团队对单孔胸腔镜的孜孜以求,自然也不局限于为了回答以上问题。值得一提的是,本书的封面基于一位患者专门创作的画作而设计。这幅作品中传达出的淡然从容、宁静致远的禅意,与编者多年来潜心研究复杂胸腔镜手术的心境不谋而合,它让人不禁想起老子那句著名的"夫唯不争,故天下莫能与之争",这是一种令人神往的境界,而我们正在通过技艺的精进和理念的发展,实现手术、艺术与哲学的交融。

　　期刊论文可以报道个例、展示研究或介绍方法,而著书立说方能系统阐述。本书秉持微创理念,立足复杂术式,以手术实例为主要载体,结合详细解说的手术视频,力求为开展进阶的单孔胸腔镜手术的胸外科同道带来一份实用的参考资料。这本图谱的付梓,离不开各位编委会成员付出的巨大努力,同济大学出版社专业的支持和众多胸外科前辈、同道的鼓励,在此向他们表示由衷的感谢与敬意!

蒋　雷

2020.05.05

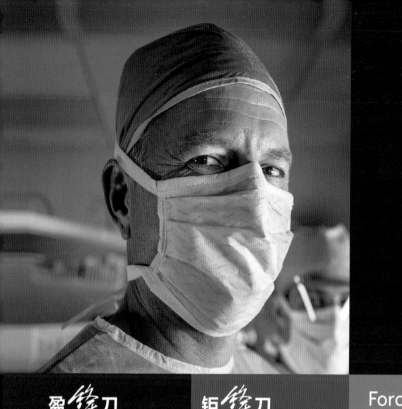

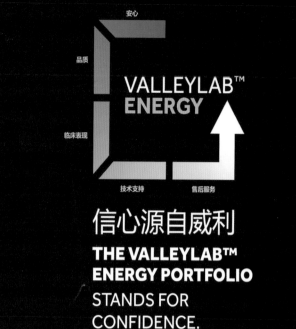

安心

品质

临床表现

技术支持　　售后服务

VALLEYLAB™ ENERGY

信心源自威利

THE VALLEYLAB™ ENERGY PORTFOLIO STANDS FOR CONFIDENCE.

盈锋刀
LigaSure™ LF1212

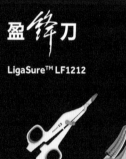

钜锋刀
LigaSure™ LF4318

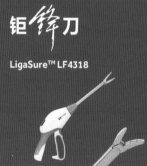

ForceTraid
能量平台

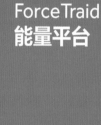

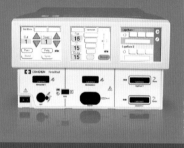

极锋刀
LigaSure™ LF1623/
LF1637/LF1644

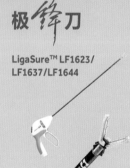

锐锋刀
LigaSure™ LF1723/
LF1737/LF1744

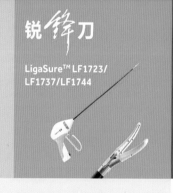

Valleylab™ LS10
LigaSure™ 主机

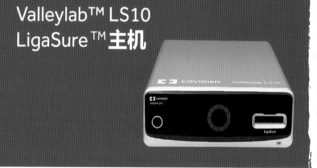

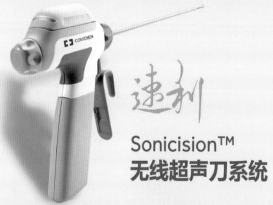

速利

Sonicision™
无线超声刀系统

美敦力 创新外科

国械注进20163251111
高频电外科手术系统附件
国械注进20153251065
高频电外科手术系统
国食药监械（进）字2014第3231933号
超声刀系统
国械注准20163251221
单通道动脉管闭合发生器
禁忌内容或注意事项详见说明书
Covidien llc

沪医械广审（文）字第2019094416号
SI-AST-001-V1-2019

Medtronic
Further, Together